MES

CAUSERIES

SUR LES

MALADIES SECRÈTES

Et leur Guérison

PAR LE

DOCTEUR GÉRARD

de la Faculté de Médecine de Paris

AVEC 18 FIGURES DANS LE TEXTE

CONSULTATIONS & RENSEIGNEMENTS

Pages 9, 11, 13, 14

PARIS

L'AUTEUR, 21, RUE DU FAUBOURG-MONTMARTRE

1894

MES CAUSERIES

SUR LES MALADIES SECRÈTES

ET LEUR GUÉRISON

MES CAUSERIES

SUR LES

MALADIES SECRÈTES

Et leur Guérison

PAR LE

DOCTEUR GÉRARD

de la Faculté de Médecine de Paris

AVEC 18 FIGURES DANS LE TEXTE

CONSULTATIONS & RENSEIGNEMENTS

Pages 9, 11. 13, 14

PARIS

CHEZ L'AUTEUR, 21, RUE DU FAUBOURG-MONTMARTRE

1894

TABLE DES MATIÈRES

AVANT-PROPOS

M'étant voué dès le début de ma carrière médicale au traitement des maladies vénériennes, j'avais remarqué combien étaient rares, sur ce sujet spécial, les publications destinées à servir d'intermédiaire, de trait d'union entre le médecin et le malade. C'est pour remplir cette lacune et répondre au désir exprimé par de nombreux clients que je publie aujourd'hui dans mes causeries sur les maladies secrètes et leur guérison, *le résultat de quinze années de pratique dans cette branche si importante de la médecine.*

Pour être bien compris du public, au point de vue médical, il faut lui parler en style clair et concis, éviter à la fois et les termes trop techniques et les détails inutiles : aussi, est-ce dans ce but que, laissant de côté les questions de principes et de controverses scientifiques, je me suis efforcé d'attirer son attention surtout sur les symptômes, sur les préceptes à suivre et les précautions à prendre pour se garantir de l'infection vénérienne, enfin, sur les moyens à employer pour faire avorter la maladie ou la poursuivre dans ses manifestations, si par négligence le malade a laissé le mal s'invétérer. De plus, des figures d'une exécution parfaite sont semées avec profusion dans le texte dont elles facilitent l'intelligence et à la clarté duquel elles ajoutent.

Si j'ai réussi à être utile, ce sera mon unique et ma meilleure récompense.

Dr GÉRARD,
21, rue du Faubourg-Montmartre.

Paris, 1894.

TRAITEMENT PAR CORRESPONDANCE

CONDITIONS DU TRAITEMENT

J'ai dit que cette brochure n'était pas un livre de science. En l'écrivant, je n'ai eu en vue que l'intérêt du malade, que le désir d'entrer en relation avec lui et de gagner sa confiance en l'initiant au secret de son mal.

Je me suis efforcé d'être clair et pratique, surtout afin de permettre aux personnes éloignées de Paris, et qui ne peuvent s'adresser à moi que par correspondance, de faire elles mêmes l'exposé des symptômes qu'elles éprouvent : dans ce but j'ai dressé un questionnaire auquel elles auront à répondre. Je suis arrivé ainsi à obtenir des malades les plus étrangers à la médecine des renseignements assez complets pour pouvoir instituer à distance des traitements aussi efficaces que ceux que j'applique dans mon cabinet.

Le succès de mon traitement et la guérison du malade dépendent de la qualité, de la fraîcheur et de la bonne préparation des médicaments que je prescris ; tout le monde sait, en effet, que le meilleur médecin est réduit à l'impuissance s'il en est autrement ; en raison aussi de la difficulté qu'on éprouve parfois à se procurer certaines substances prescrites sur mes ordonnances, soit que leur emploi résulte de travaux personnels, soit qu'elles soient dues à des découvertes trop récentes, j'ai chargé un pharmacien distingué de Paris de préparer mes médicaments.

Ces médicaments sont envoyés aux malades en même temps que mes consultations écrites. Ils sont expédiés dès le lendemain de la réception de la demande : ils ne sont pas désignés comme tels sur la boîte qui les renferme; il n'est point fait mention de mon nom comme expéditeur, certains malades demandant le secret le plus absolu.

Le prix unique de mon traitement est de trente-cinq francs pour la consultation et les médicaments réunis. Lorsque, par suite de l'ancienneté et de la gravité de la maladie, un second traitement est nécessaire pour achever la guérison commencée par le premier, le prix de ce nouvel envoi de médicaments n'est plus que de vingt francs.

Les mandats poste sont le mode le plus économique de paiement par correspondance; car, dans ce cas, les médicaments sont expédiés *franco* jusqu'à la gare la plus proche ou jusqu'à destination si la poste peut s'en charger. — Quand ils n'accompagnent pas les demandes, l'envoi est fait contre remboursement aux frais du destinataire.

Toutefois, les remboursements ne sont pas admis pour l'étranger pas plus que pour les colonies et la Corse.

Toutes les lettres ou demandes de médicaments doivent être adressées au Docteur Gérard, 21, faubourg Montmartre, Paris.

NOTA. — Avoir soin dans chaque lettre de donner à nouveau son adresse, de rappeler le numéro d'ordre de la première consultation et d'indiquer la gare la plus proche pour l'expédition.

QUESTIONNAIRE SUR LA SYPHILIS

POUR LES MALADES QUI NE PEUVENT SE DÉPLACER

1° Age.

2° Tempérament.

3° Début et marche de l'affection.

4° Description des symptômes actuels. Siège du chancre. Est-il solitaire ou multiple ? De quelle grandeur est-il ? Combien de temps après le coït infectant est-il apparu ? Est-il douloureux ? Sa surface est-elle plane, creuse ou bombée ? Est elle rouge, grise ou vernissée ? Sa sécrétion est-elle peu abondante ? Peu purulente ? Comprimé entre les doigts, donne-t-il la sensation d'une *dureté* élastique et cartilagineuse ? Ou au contraire sa base est-elle *molle ?* S'accompagne-t-il d'engorgement des ganglions de l'aine ?

5° Y a-t-il du malaise, de l'anémie, des douleurs de tête, des douleurs dans les articulations, de la fièvre, un engorgement des ganglions du cou ? Les cheveux tombent-ils ?

6° Y a-t-il des *taches*, des *boutons* sur la peau d'une coloration rose pâle, rouge vif, cuivrée, siégeant sur les flancs, à la base de la poitrine, aux cuisses, sur le front, etc., et sans démangeaison ?

7° Y a-t-il des *plaques* rouges ou opalines dans la bouche, sur la langue, au palais, sur les lèvres, sur le gland, à l'anus, à l'aisselle, à la partie interne des cuisses, entre les orteils, aux seins et à la vulve chez la femme ?

8° Y a-t-il sur la peau de petites tumeurs ou nodosités, sans douleur, fermes ou ramollies, laissant écouler dans ce dernier cas un liquide *gommeux ?*

9° Le testicule est-il tuméfié et dur ?

10° Y a-t-il des douleurs dans les muscles, dans les yeux, dans les os (la nuit surtout), des tuméfactions osseuses, des névralgies, des attaques d'épilepsie, des paralysies, etc.

11° Finalement, y a-t-il amaigrissement, diarrhée, etc., autrement dit altération profonde de la santé générale ?

QUESTIONNAIRE SUR LA BLENNORRHAGIE

POUR LES MALADES QUI NE PEUVENT SE DÉPLACER

1° Age.

2° Tempérament.

3° Début et marche de l'affection.

4° Description des symptômes actuels. L'écoulement est-il blanc, jaunâtre, clair, épais, abondant ou non ? N'y a-t-il qu'un suintement un peu purulent n'existant qu'au matin ?

5° Est-ce la première blennorrhagie ?

6° Le jet de l'urine est-il plus mince, en vrille ou en tire-bouchon ? La force de projection est-elle diminuée ?

7° Y a-t-il des douleurs dans le trajet du canal, au périnée, aux testicules ?

8° Les besoins d'uriner sont-ils accompagnés de brûlures ?

9° Les ganglions de l'aine sont-ils engorgés ?

10° Les érections sont-elles fréquentes et douloureuses ? La verge se recourbe-t-elle en arc pendant l'érection ?

11° Le gland est-il enflammé ? Suinte-t-il ? Se découvre-t-il facilement ? Se recouvre-t-il de même ?

12° Y a-t-il des douleurs dans les articulations ? (genou, coude, poignet).

13° Y a-t-il de la fièvre, perte d'appétit, constipation, amaigrissement, malaise général, tendance à l'hypocondrie ?

14° Enfin, indiquer la profession.

Pour plus de facilité, mes lecteurs trouveront ci-joint, sur feuilles détachées, la reproduction exacte du questionnaire ci-dessus ; ils n'auront qu'à inscrire la réponse en regard de chaque question sur l'une de ces feuilles et à me l'envoyer.

LA SYPHILIS

> « Faire l'histoire de la syphilis, c'est pour ainsi dire tracer celle de l'humanité ».
>
> Phil. ALBERT.
>
> (*Mémoire sur les maladies vénériennes*, 1836.)

Historique

On a longtemps disserté et on dissertera longtemps sur l'origine de la syphilis. Les uns continuent à prétendre que cette affection a existé de toute antiquité; les autres, qu'elle n'a effectué son apparition que vers la fin du quinzième siècle.

Les premiers appuient leur opinion sur Hippocrate, Galien, Celse, qui ont décrit des affections ulcéreuses des organes génitaux; ils citent Juvénal et Martial qui ont exposé aux traits de la satire les symptômes qui sont la suite d'un coït impur.

Parmi les seconds, quelques-uns affirment que cette maladie fut importée d'Amérique par les compagnons de Christophe Colomb; d'autres la font coïncider avec l'invasion de l'Italie par les soldats de Charles VIII.

Quoiqu'il en soit, ce qui constitue le fait dominant de l'histoire de la syphilis en Europe, c'est l'épidémie du quinzième siècle. La nouveauté de cette affection frappa tous les médecins de l'époque, et, d'après les documents et les gravures qu'ils nous ont laissés, il est certain que c'est bien la syphilis telle que nous la connaissons qui éclata dans cette circonstance. Fracastor est le premier qui en ait fait la description.

Une fois introduite en Europe, la syphilis n'a pas tardé à s'y propager ; la dissémination commence en 1493 en Espagne, en Italie ; l'année suivante elle est signalée en France, en Allemagne, en Écosse en 1497, et bientôt, par les Portugais, les Vénitiens et les Gênois qui étaient les principaux navigateurs de l'époque, la vérole se répandit partout. En se disséminant dans le monde entier, elle se rencontra avec les autres maladies vénériennes locales : chancre simple, bubon, blennorrhagie, végétations, etc., si bien que, comme la plupart de ces maladies avaient pour caractère commun d'être contagieuses, d'affecter les organes génitaux et de se transmettre dans l'acte vénérien, on les considéra bientôt comme étant de même nature que la syphilis, et on en fit des symptômes propres à cette maladie.

C'est à Ricord que revient l'honneur d'avoir fait cesser la confusion, en détachant successivement de cette maladie générale toutes ces affections locales, identifiées à tort avec elle.

Telle est, réduite à sa plus simple expression, l'histoire de la syphilis, depuis l'époque la plus reculée jusqu'à nos jours.

La syphilis est une maladie virulente, contagieuse, inoculable, à évolution lente, se manifestant toujours à son début, lorsqu'elle est acquise, par un chancre induré ou infectant, puis par des engorgements ganglionnaires, par des éruptions de la peau et des muqueuses, plus tard par des inflammations chroniques des os, et enfin par des productions spéciales en forme de petites tumeurs ou nodules qui ont reçu le nom de gommes syphilitiques. Dans la syphilis héréditaire, l'accident initial, le chancre, fait défaut.

On divise la maladie en plusieurs phases qui sont : 1° la période d'incubation ; 2° la période des accidents primitifs (chancre et engorgement ganglionnaire) ; 3° la période des accidents secondaires (syphilides, plaques muqueuses, roséole, etc.). Cette période peut être très longue et durer deux, trois, quatre ou cinq ans et davantage ; 4° la période des accidents tertiaires (syphilides ulcéreuses, inflammations des os, gommes, lésions des viscères, etc.). La durée de cette période est illimitée.

Virus syphilitique et microbes de la syphilis. — La syphilis, disons-nous, est une maladie virulente, contagieuse, inoculable. Il n'est pas, on peut le dire en toute assurance, d'affection plus virulente qu'elle, car il suffit du contact, de l'imprégnation d'une muqueuse comme celle qui recouvre les lèvres, le gland et le prépuce, pour la communiquer. A plus forte raison est-il facile de la transmettre par inoculation. Le liquide qui baigne le chancre, celui qui se trouve au niveau des plaques muqueuses et des éruptions syphilitiques de la peau, pendant toute la période des accidents secondaires, est également contagieux et inoculable. Nous avons donc affaire à un virus des plus actifs. Qui dit virus, dans la conception nouvelle qui résulte des travaux de notre temps, des Davaine, des Pasteur, des Cornil, sous-entend microbes. Aussi s'est-on efforcé de trouver, dans le chancre initial, des bacteries, de les cultiver et d'en obtenir des cultures qui ont été ensuite inoculées à diverses espèces animales capables de recevoir la syphilis. La vie, la santé de l'homme, étant chose trop sacrée pour qu'un expérimentateur se hasarde à les compromettre, et d'autre part, comme parmi tous les animaux il n'en est aucun qui soit atteint spontanément de syphilis, on s'est contenté d'inoculer le singe, qui a été le seul animal chez lequel on a obtenu des résultats. Toutefois, le microbe spécifique de la syphilis n'est pas encore démontré d'une façon irréfutable. Aussi ne peut-on encore définir la syphilis par un microbe caractéristique et doit-on se contenter de dire que, dans son évolution, la syphilis, après une période d'incubation variable de quelques semaines à deux ou trois mois, commence par un chancre induré et l'engorgement des ganglions du voisinage et se termine, après une série de lésions diverses qui se terminent elles-mêmes par des gommes.

Incubation. — Le virus, liquide contenant, suivant toute vraisemblance, des microbes caractéristiques, est introduit soit par une éraillure de la peau ou d'une muqueuse, soit par la surface d'une muqueuse ou de la peau intacte. La période d'incubation commence. Pendant un laps de temps plus ou moins considérable, vingt-cinq jours en moyenne, mais quelquefois beaucoup plus, on ne voit rien et on ignore ce qui se passe dans le point infecté. Il est probable que les microbes introduits par l'épiderme y germent et s'y multiplient. La lymphe et le sang ne sont pas infectés dès le début de la période d'incubation, mais lorsqu'apparaît la première tuméfaction dans le point qui va devenir le siège du chancre, les ganglions lymphatiques les plus voisins s'engorgent, de telle sorte que l'infection générale suit de très près l'apparition de l'accident primitif.

Chancre induré ou infectant. — Le chancre induré n'apparaît, avons-nous dit, qu'après une incubation dont la durée peut être fixée à environ vingt-cinq jours en moyenne. Il débute par l'apparition, au point même ou l'inoculation a eu lieu, d'une simple excoriation ou écorchure n'occasionnant d'abord qu'une simple démangeaison, mais s'élargissant petit à petit pour prendre l'aspect d'une ulcération grisâtre arrondie, dont le fond semble être creusé en godet et fait à l'évidoir. En même temps, les bords de l'ulcération sont d'un rouge vif, comme vernis et luisants. Son fond est généralement grisâtre, lardacé ; son centre est d'une teinte plus foncée, d'un piqueté brunâtre.

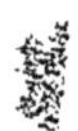

Le chancre infectant est ordinairement solitaire et sa suppuration peu abondante.

En outre, et c'est ce qui caractérise le chancre infectant et ce qui le distingue du chancre *mou, simple, non infectant,* c'est que sa base offre une *induration* (dureté), qui produit au toucher la sensation que l'on éprouve en pressant un tissu élastique cartilagineux. Cette induration existe à la fois au dessous et autour de l'ulcère vénérien, dont elle limite brusquement la circonférence ; elle est aussi nette chez l'homme que chez la femme, aux lèvres, à la langue ; mais aux organes génitaux, l'induration est plus difficile à percevoir chez la femme.

Elle se manifeste d'ordinaire une semaine après l'apparition du chancre. Quelquefois elle se fait plus longtemps attendre, et elle n'apparaît que quinze jours ou même trois semaines après le chancre. Elle est presque toujours difficile à constater au début ; elle se développe lentement et d'une manière progressive jusqu'au moment qui correspond à la période de cicatrisation du chancre, puis elle diminue graduellement après avoir persisté pendant un temps dont la durée est très variable ; on peut quelquefois constater son existence cinq ou même six mois après la disparition de l'érosion chancreuse.

L'adénite ou l'engorgement des ganglions voisins du chancre est, avons-nous dit, contemporaine du chancre induré. Elle se caractérise par une légère inflammation qui détermine une augmentation de volume des glandes où viennent aboutir les vaisseaux lymphatiques de la région malade. Elle est le résultat du transport des molécules virulentes de l'ulcération aux glandes lymphatiques par l'intermédiaire des vaisseaux lymphatiques.

Les ganglions, augmentés de volume, forment de petites tumeurs ovoïdes très dures ; ils sont indépendants les uns des autres et mobiles. L'engorgement est ordinairement double ; cependant la pléiade ganglionnaire est plus accusée du côté ou siège le chancre ; quelquefois elle se montre dans l'aine d'un seul côté. Les chancres des organes génitaux et de

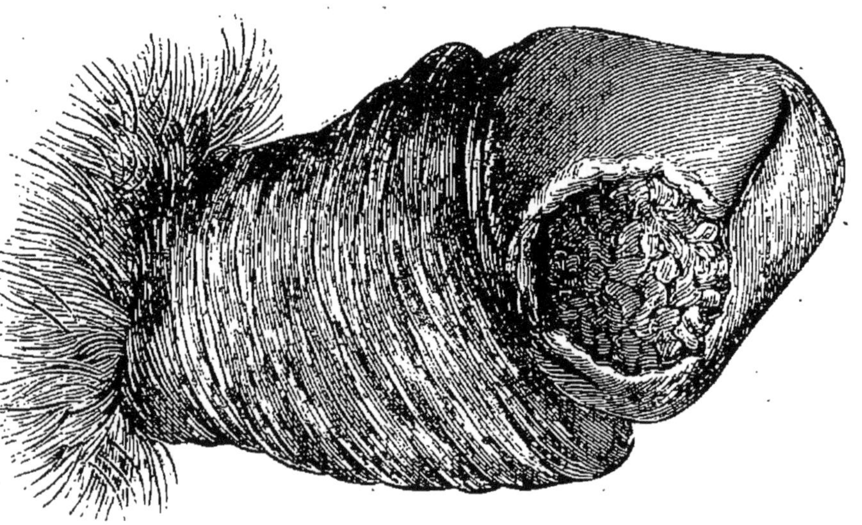

Fig. 1. Chancre induré du gland avec destruction du frein

l'anus s'accompagnent d'adénite dans l'aine ; les chancres des lèvres et de la langue d'adénite sous-maxillaire : en un mot, l'adénite existe dans les ganglions qui reçoivent les vaisseaux lymphatiques du point ulcéré. Ce retentissement ganglionnaire n'est pas douloureux ; mais dans certaines circonstances particulières, telles que fatigue, excès, coups, etc., l'adénite peut suppurer (bubons).

Le chancre infectant dure de quatre à six semaines ; il peut quelquefois ne pas être remarqué du sujet qui le porte, et l'on voit ainsi des syphilitiques ne se croyant pas affectés d'un chancre qui existait cependant depuis longtemps. L'absence de douleur explique assez bien cette ignorance de certains malades.

Le chancre induré se termine ordinairement par réparation ou cicatrisation ; alors des bourgeons charnus se montrent vers la circonférence de l'ulcère et gagnent de plus en plus vers le centre.

Le traitement du chancre induré consiste, en outre des soins de propreté, en des moyens locaux qui ont pour but de hâter la cicatrisation.

Accidents généraux constitutionnels

Ce groupe d'accidents témoigne de l'infection générale de l'économie par le virus syphilitique : la syphilis est devenue *constitutionnelle*. Toutes les parties du corps, tous les tissus peuvent, à un moment donné, devenir le siège d'une de ces manifestations multiples de la vérole; mais on a remarqué que parmi ces accidents, les uns se montraient avant les autres, et de là on a été conduit, comme nous l'avons déjà vu, à admettre des *accidents secondaires* et des *accidents tertiaires.*

Avant de décrire successivement ces manifestations multiples de la syphilis, nous allons faire connaître brièvement ce qu'on entend par ces accidents.

Le chancre infectant est suivi, d'une manière générale, six semaines ou deux mois environ après son apparition, des divers symptômes que l'on a nommés *accidents secondaires de la syphilis.* Ces symptômes sont, pour ne parler que des plus importants, quelques phénomènes généraux, auxquels on a donné le nom de *fièvre syphilitique,* certaines manifestations du côté de la peau, des membranes muqueuses, des glandes, etc.

D'après Ricord, la syphilis constitutionnelle se présente sous la forme d'une maladie qui, s'avançant dans sa marche progressive de la surface au centre du corps, attaque d'abord la peau dans sa première période, et finit par envahir les tissus plus profonds et les os.

A mesure que la syphilis se perpétue dans l'économie, elle produit donc des manifestations de plus en plus profondes. Ce sont ces manifestations qu'on désigne sous le nom *d'accidents tertiaires.* Ces accidents sont les phénomènes ultimes de la maladie, mais assez souvent ils ne se manifestent point, et la syphilis ne dépasse pas la période des accidents secondaires ; un traitement régulier peut aussi s'opposer à l'évolution successive de ces phénomènes. Les accidents tertiaires ne se montrent guère avant le sixième mois qui suit le chancre. Mais on les voit aussi apparaître à une époque très éloignée du début de la vérole, c'est-à-dire au bout de vingt années et plus.

Les accidents tertiaires peuvent se manifester sur la peau ; mais ils s'observent surtout dans le tissu cellulaire sous-cutané, les muscles, les os, les viscères.

Prodromes des accidents secondaires, symptômes généraux

La syphilis secondaire peut éclater sans prodromes et survenir pour ainsi dire inopinément. Ces prodromes ne sont pas toujours très marqués, et dans bien des cas, ils passent inaperçus. On voit souvent des malades affectés d'éruptions syphilitiques dont ils ne se doutent pas, mais ces malades, lorsqu'on les interroge, ne sont pas, pour la plupart, sans avoir éprouvé antérieurement quelques malaises. Presque toujours les éruptions secondaires, observées attentivement, présentent quelques symptômes avant-coureurs, ou sont accompagnées de phénomènes généraux que les anciens auteurs regardaient comme les signes d'une intoxication confirmée.

Ces troubles, qui précèdent d'ordinaire les premières manifestations de la peau, disparaissent, en général, lors de leur apparition, mais quelquefois ils persistent, ou même ils surviennent après l'éruption. Ils sont plus fréquents chez la femme que chez l'homme, et ils appartiennent exclusivement à la phase secondaire de la maladie, ou à la fin de la phase primitive.

Les malades ont une physionomie particulière. Les

traits s'altèrent, la face devient pâle, le teint est jaunâtre, terreux; les yeux perdent de leur brillant, quelquefois les cheveux commencent à tomber. L'individu devient triste, morose, taciturne ; il maigrit, en même temps il éprouve une courbature et un malaise qui lui enlèvent toute aptitude au travail, une fatigue et une faiblesse telles que la marche est difficile et le repos nécessaire. Le mal de tête, souvent très prononcé, se fait sentir le jour et surtout la nuit. Des douleurs surviennent aussi à divers degrés, affectant soit les membres, soit les articulations.

Le mal de tête (*céphalée syphilitique*), placé par tous les anciens auteurs en tête des symptômes de la vérole, est un accident fréquent et parfois très tenace. A un degré plus ou moins accentué, il est rare qu'un syphilitique y échappe. Chez quelques malades, tout se borne à un sentiment de douleur inaccoutumée qui rend difficiles les occupations habituelles et surtout l'application de l'esprit. La mémoire, et en général les facultés intellectuelles, semblent affaiblies, paresseuses. La céphalée, quand elle se prononce davantage, arrive à constituer une véritable migraine qui, dans la nuit, trouble le sommeil. Au plus haut degré, elle est extrêmement pénible, insupportable ou revient par accès intermittents, et prend le caractère d'une névralgie. Elle est souvent accompagnée d'étourdissements, de vertige et d'éblouissement, et chez les femmes, quelquefois d'hystérie. Les douleurs des membres peuvent affecter les muscles, les jointures, les os, les cordons nerveux ; on les connaît aujourd'hui sous le nom de *douleurs rhumatoïdes syphilitiques*. Elles occupent habituellement la nuque, le dos, les reins, les côtes, les grandes articulations (épaules, coudes, genoux). Ce sont des douleurs sourdes, qui se font sentir plutôt la nuit que le jour, et par suite desquelles les mouvements sont gênés, les jointures sont raides, rigides, lourdes, engourdies.

Un des symptômes généraux, qui est plus rare, mais dont l'importance n'est pas moindre, est la *fièvre syphilitique*. Elle est plus fréquente chez la femme que chez l'homme, et parfois elle simule la fièvre palustre quand elle est intermittente, plus rarement la fièvre typhoïde quand elle est continue.

Elle est surtout caractérisée par l'accélération du pouls, l'élévation de la température, un malaise général plus ou moins intense et des troubles de certaines fonctions : mal de tête, courbature, prostration des forces, langue chargée, diminution ou perte absolue de l'appétit, irritabilité, insomnie.

Elle se montre d'habitude à la fin de l'évolution du chancre et presque toujours vers le moment où surviennent les accidents secondaires.

La *chloro-anémie syphilitique* est contemporaine du chancre; elle accompagne aussi les accidents secondaires, et on la retrouve encore dans les phases les plus avancées de la syphilis. Le sang, dans ce cas, présente, comme altération caractéristique, la diminution du nombre des globules rouges et l'augmentation du nombre des globules blancs.

C'est un phénomène précoce de la syphilis qui résulte de l'action dissolvante exercée sur le sang par le virus syphilitique, action qui se produit peu de temps après que celui-ci est entré dans la circulation.

Cette chlorose disparaît au bout de peu de temps, mais elle peut se produire à plusieurs reprises et s'aggraver à mesure que des symptômes syphilitiques nouveaux se succèdent ou s'ajoutent les uns aux autres. Il peut arriver que la débilitation générale soit excessive, de manière à constituer non plus une simple chloro-anémie, mais une véritable cachexie. Les malades ont des saignements de nez, de l'enflure des membres inférieurs et les signes ordinaires de la cachexie commune.

L'engorgement des ganglions, indépendant des chancres, est encore un symptôme assez précoce de la syphilis constitutionnelle. Il n'existe pas une seule maladie où ces engorgements des glandes soit aussi multiples.

L'engorgement ganglionnaire le plus saillant et le plus précoce est celui qui siège dans les glandes postérieures du cou : il manque rarement. Mais il peut exister aussi dans les ganglions antérieurs du cou, dans les ganglions de l'aisselle, dans les ganglions du coude, etc.

Les *amygdales* sont aussi soumises à l'action de a syphilis au début de la période secondaire, et pendant toute la durée de l'évolution syphilitique.

L'inflammation des amygdales est, en effet, une des lésions les plus fréquentes : elle s'observe surtout chez les personnes jeunes, chez les femmes. Les deux amygdales sont tuméfiées et saillantes entre les piliers du voile du palais et rouges, et souvent leur inflammation s'accompagne d'*angine* étendue à toute l'arrière-gorge.

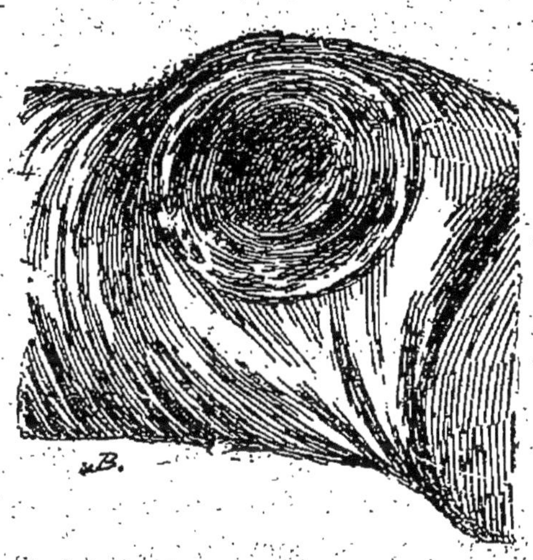

Fig. 2. Chancre induré du prépuce ; induration type au bord ; au centre, surface noire (gangrène)

Accidents secondaires
Syphilides

Pendant que le chancre existe encore à l'état d'ulcère en réparation ou à l'état de cicatrice *dure*, ou peu de temps après sa disparition complète, surviennent les syphilides, éruptions de la peau ou des muqueuses de forme variée (rougeurs, vésicules, pustules, ulcères, tubercules, etc.). Parmi ces éruptions, les plus précoces et les plus fréquentes sont les *plaques muqueuses* et la *roséole syphilitique*.

Les *plaques muqueuses* sont plus fréquentes chez les femmes, chez celles surtout qui ont peu de soins de propreté et se livrent à des travaux fatigants.

Quelquefois un malade est affecté d'une seule plaque muqueuse, mais il est beaucoup plus ordinaire d'en observer plusieurs et souvent dans différentes régions. Le siège le plus habituel de cette lésion est à la vulve chez la femme, et à l'anus chez l'homme. Mais on l'observe aussi au pourtour du gland, aux bourses, au périnée, aux fesses, aux parties internes et supérieures des cuisses, aux amygdales, dans la bouche, au nez, à la langue, aux orteils, au pourtour des ongles, au cou, au mamelon, au col de l'utérus, au nombril chez l'enfant.

La forme des plaques muqueuses est, en général, circulaire ou ovale ; tantôt leurs bords sont plus ou moins élevés et se détachent très nettement des parties voisines, comme sont les plaques muqueuses de la vulve ; tantôt leur surface n'est pas plus élevée que celle des parties voisines, comme on le voit sur les plaques opalines de la bouche. Leur coloration est très variable, quelquefois blanche, dans d'autres cas rosée et violacée. Elles sont sèches ou humides ; elles sécrètent, dans ce dernier cas, un liquide qui irrite les parties voisines. Elles sont sujettes à s'ulcérer, surtout à la face interne et supérieure des cuisses, à la vulve, à l'anus, là où existent des frottements.

Elles peuvent se compliquer de végétations désignées suivant leur aspect, sous les noms de *choux-fleurs*, *poireaux*, etc.

Les plaques muqueuses qui se développent aux commissures des lèvres, entre les doigts ou les orteils, offrent très souvent la forme d'une fissure.

Elles s'accompagnent, en général, de démangeaisons, de douleurs, quelquefois très vives, d'inflammations du voisinage et d'écoulements.

Elles ont une marche chronique : abandonnées à elles-mêmes elles durent très longtemps, mais elles cèdent vite et facilement à un traitement général et local, et surtout à des soins de propreté.

Ajoutons que le pus des plaques muqueuses est très inoculable, ce qui explique la grande contagion de ces phénomènes secondaires de la syphilis.

La *roséole syphilitique*, un des premiers symptômes de la syphilis constitutionnelle, est caractérisée par des taches variant du rose pâle au rouge vif, plus ou moins irrégulièrement arrondies avec ou sans saillie, disparaissant par la pression du doigt, se développant le plus souvent avec lenteur ; apparaissant d'abord sur le ventre, les flancs, les parties latérales et inférieures de la poitrine, l'aisselle, les épaules, le dos et les reins. On les observe beaucoup plus rarement sur la face, le cuir chevelu, la nuque ; dans ces points, on trouve ordinairement d'autres éruptions. La nuque et la racine des cheveux sont souvent le siège, dans ce cas, de taches cuivrées dont la présence sur le front donne lieu à ce qu'on appelle la *couronne de Vénus (corona Veneris).*

Quelquefois, au lieu d'affecter la forme de simples taches, la roséole est représentée par des taches saillantes, d'un rouge plus foncé, souvent recouvertes de petites élevures coniques.

La durée de la roséole syphilitique varie de six semaines à cinq mois.

Ces éruptions de la peau et des muqueuses sont les premières mais non pas les seules qui caractérisent la syphilis constitutionnelle. Ainsi, il y a, *l'acné*, l'*ecthyma*, l'*impétigo*, le *psoriasis*, le *pemphigus*, le *rupia syphilitique*, etc. Ces affections diffèrent des autres maladies de la peau décrites sous ces noms, par leur coloration d'un rouge cuivré, par la forme ordinairement circulaire des groupes que forment les éruptions, par l'absence de démangeaisons, par leur tendance à dégénérer en ulcères arrondis, plus ou moins profonds, laissant suinter une sanie très fétide et se recouvrant de croûtes de plus en plus épaisses, dont les cicatrices sont arrondies, à bords nets, d'abord violacées, bronzées, puis blanches et finement indélébiles. Tels sont les caractères des syphilides.

Ces éruptions de la peau, d'une durée très variable et d'autant plus longue qu'elles sont plus profondes, s'accompagnent de divers autres symptômes : ainsi les cheveux et les poils tombent plus ou moins complètement (*alopécie syphilitique*) ; la matrice des ongles est atteinte (*onyxis syphilitique*) ; des végétations de formes diverses mentionnées plus haut, se développent. C'est alors qu'apparaissent sur les membranes muqueuses de la bouche, du nez, de l'arrière-gorge, des ulcérations dont les ravages sont quelquefois si rapides qu'ils détruisent la cloison du nez, le palais ou son voile, les amygdales, la glotte, les cordes vocales, d'où résulte une aphonie incurable. Dans le nez, ils donnent lieu au coryza ou ozène syphilitique. L'œil peut être le siège d'une inflammation spécifique, *l'iritis syphilitique,* caractérisée par un rétrécissement et une déformation de la pupille, de vives douleurs, et l'aversion de la lumière.

Accidents tertiaires

A cette période se rattachent les affections graves des os et du périoste, les affections ulcéreuses de la peau à tendances envahissantes et destructives, enfin les affections des organes internes.

Les lésions osseuses sont de toutes les manifestations de la syphilis tertiaire celles qui permettent de se faire l'idée la plus juste et la plus complète du désordre engendré par cette maladie. Ces destructions osseuses de la syphilis tiennent à la fois de la *carie* et de la *nécrose*. Les os sont perforés, vermoulus comme dans la carie, mais ils ne sont pas mous et ne se laissent pas pénétrer par un stylet. On les trouve durs, compactes comme dans la nécrose.

C'est la seconde année de la maladie que l'on observe le plus communément ces affections. Rien n'est plus variable comme l'époque de l'apparition de la syphilis tertiaire. On voit des *périostites* survenir après d'autres accidents dans des délais assez courts, mais les *ostéites* et, en général, les lésions profondes des os, sont du nombre des accidents syphilitiques les plus invétérés.

On les observe parfois à des époques très éloignées du début de la maladie, au bout de 5, 10, 20, 30 ans et même après 40 ans.

Les os le plus souvent affectés à la période tertiaire et même aux phases précoces de la maladie, sont ceux du nez et du palais. Les tibias et les clavicules sont plus fréquemment le siège de ces lésions que les autres os longs. Viennent ensuite les os du crâne, le sternum, les côtes : il faut citer aussi le rachis, les os molaires, les maxillaires, l'omoplate, le peroné, le cubitus, les phalanges, etc.

Les douleurs des os, *douleurs ostéocopes*, sont un des signes les plus importants. L'os est le siège de ces douleurs au point même où se trouve la lésion. Ce sont des douleurs profondes qui semblent partir de la moelle des os. Elles sont aiguës, lancinantes, souvent exaspérées par le moindre attouchement. Ces douleurs ont pour caractère essentiel d'être nocturnes. La sensation douloureuse se réveille la nuit et ne cesse qu'avec la première apparition du jour, qui es le moment où le malade commence à prendre du repos.

La périostite syphilitique affecte surtout les os situés immédiatement sous la peau, les os du crâne,

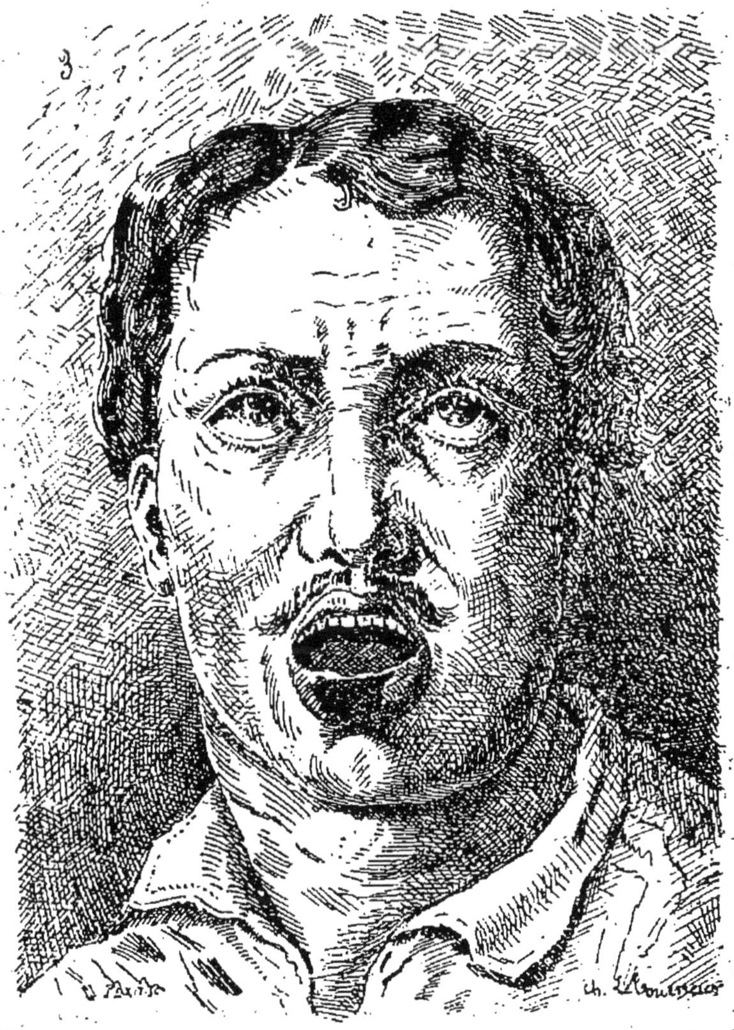

Fig. 3. Large chancre de la lèvre inférieure avec induration parcheminée et adénite sous-maxilliaire

le tibia, les os du coude, etc. Dans certains cas cette périostite se termine par résolution pure et simple.

D'autres fois, le périoste est envahi par l'ossification, il se forme des saillies osseuses, des tophus, constitués par ce que l'on appelle des *exostoses* (tumeurs osseuses).

Ces exostoses en se développant, soit dans les canaux osseux, soit dans la cavité crânienne, peuvent être, par la compression qu'elles exercent, le point de départ de troubles fonctionnels graves.

Enfin, dans d'autres cas, la périostite se termine par suppuration avec décollement du périoste et toute la série des accidents qui en sont la conséquence, carie, nécrose, fistules.

Nous nous occuperons surtout des lésions syphilitiques les plus communes, comme celles du nez et du palais, du crâne, du rachis, de l'orbite, des conduits et des trous osseux et celles des doigts et des orteils.

Os du nez et du palais. — Ces os sont les plus prédisposés aux affections syphilitiques. On a trouvé que les deux termes extrêmes de l'apparition de ces accidents sont de 8 mois pour les plus précoces et 19 ans pour les plus tardifs.

Chez les Arabes et chez les Kabyles, les accidents secondaires persistent encore quand on voit chez eux les altérations osseuses se produire avec une rapidité souvent foudroyante.

Chez eux, la face et en particulier le nez semblent être un des principaux lieux d'élection des phénomènes de la syphilis grave précoce. Les ulcérations profondes des fosses nasales, la perforation de la cloison, celle de la voûte palatine, une destruction très étendue des os du nez, s'observent fréquemment chez ces malades.

En général, cependant, ces accidents sont tardifs ; on voit s'éliminer tantôt une portion de la voûte palatine ; il en résulte des perforations qui mettent en communication les deux fosses nasales l'une avec l'autre ou qui font communiquer celles-ci avec la bouche. Ces perforations ne sont pas toujours définitives et il y en a un certain nombre qui sont assez petites pour se fermer d'elles-mêmes par suite du travail cicatriciel.

Ces destructions peuvent présenter des caractères encore plus envahissants, et l'on sait à quel point elles furent portées chez le voilier dont parle Delpech. Les cornets, la cloison, les os propres du nez, la voûte palatine, tout le rebord alvéolaire du maxillaire supérieur droit, l'os molaire, l'ethmoïde furent progressivement atteints chez ce malade. Finalement, la mort eut lieu à la suite de phénomènes nerveux et d'une attaque apoplectiforme. Ces cas, heureusement, sont rares, et la destruction se limite ordinairement au palais et aux fosses nasales.

Os du crâne. — Ils présentent souvent des exostoses plus ou moins douloureuses, des caries, des nécroses, des perforations.

Tout ce travail s'accomplit sans suppuration.

On a des exemples curieux de cette espèce de carie sèche. Benivinio raconte qu'il a vu l'os du front presque entièrement détruit, sans indice visible à l'extérieur, par une carie syphilitique. Il comparait ce mécanisme à celui de la foudre qui liquéfie quelquefois des pièces de monnaie en laissant intacte la bourse qui les contient.

Os du rachis. — La syphilis produit, sur les diverses pièces de la colonne vertébrale, des lésions qui diffèrent de celles qui affectent les autres points du squelette : ce sont des gommes, des nécroses, des caries et des exostoses.

Les gommes vertébrales ont été rencontrées à plusieurs reprises. On en cite quelques observations très concluantes. Auteurieth mentionne le cas d'un malade âgé de 20 ans, qui, après avoir eu un chancre, présenta une ulcération de la gorge tellement profonde qu'on pouvait voir à travers la bouche la moelle épinière recouverte seulement par la dure-mère.

La nécrose syphilitique, la carie, l'ostéite, au rachis comme sur les autres points du squelette sont, en général, consécutives à des gommes du tissu osseux.

Beaucoup de ces lésions ont été observées dans les vertèbres cervicales, et plusieurs étaient accessibles à l'exploration faite par la bouche.

M. Teissier a vu une fille publique chez laquelle des ulcères syphilitiques, après avoir perforé la paroi postérieure du pharynx, amenèrent l'altération des trois premières vertèbres et de leurs articulations. Par la gorge, on pouvait voir et toucher les os malades et un jour la malade expectora le corps tout entier de la troisième vertèbre.

Orbite. — La région orbitaire est aussi le siège d'exostoses qui donnent lieu à des symptômes spéciaux dus à l'action exercée par ces tumeurs sur les parties contenues dans la cavité orbitaire.

Les lésions osseuses précoces de l'orbite de nature

syphilitique se développent rapidement, elles sont habituellement précédées de douleurs très violentes, quelquefois de nausées et de vomissements. C'est après ces préliminaires douloureux qu'apparaissent l'exophthalmie et les paralysies oculaires caractéristiques.

L'exophthalmie est souvent très prononcée. On a publié une observation très curieuse : une femme était atteinte d'un tel exorbitisme que l'œil tombait sur la joue.

Phalanges des doigts et des orteils. — Ces os présentent parfois des lésions syphilitiques qui donnent lieu à des déformations particulières.

Dans une observation de Nélaton, le médius était devenu gros, douloureux, et avait un centimètre de plus que son congénère du côté opposé.

Affections syphilitiques des articulations. — Les synoviales des tendons peuvent être affectées dans la période tertiaire de la syphilis. Les synoviales des articulations sont plus souvent atteintes. Dans le rhumatisme syphilitique, le gonflement des articulations n'est pas considérable et la rougeur est peu prononcée.

Ce qui distingue l'affection articulaire syphilitique, c'est qu'on l'observe presque toujours au genou, principalement au genou gauche.

Affections syphilitiques de l'encéphale. — Ces affections syphilitiques sont produites par la compression ou l'irritation exercées par les lésions osseuses du crâne sur les méninges et sur le cerveau lui-même.

En pareil cas, il se produit souvent des convulsions. Tantôt partielles, localisées, à un bras, à une jambe, etc., tantôt générales et comparables aux accès d'épilepsie.

Épilepsie. — Les accidents épileptiques sont des symptômes tardifs de la syphilis.

Cette maladie est généralement précédée de vertiges, de sensations anormales, et ces symptômes ont une grande tendance à persister encore après les attaques.

A la suite de ces attaques, il peut survenir d'autres phénomènes tels que, la paralysie des muscles de l'œil, des troubles de la vue, de l'ouïe, une hémiplégie, de l'aphonie, un affaiblissement de la mémoire et des autres facultés. Ce sont ces caractères qui viennent compliquer les accès ou qui se produisent dans leurs intervalles qui donnent à l'épilepsie syphilitique des caractères particuliers qui la distinguent de l'épilepsie commune.

En général, le malade ne pousse pas de cri au début des accès, et la conscience n'est pas toujours abolie. Certains malades peuvent pendant les convulsions répondre aux questions qu'on leur fait.

On a vu des malades dont la perversion des facultés intellectuelles allait jusqu'à la folie.

Hémiplégie (paralysie d'une moitié du corps ou d'une partie d'un seul côté du corps). — C'est un des symptômes les plus fréquents des affections syphilitiques de l'encéphale. Elle se montre quelquefois de bonne heure, c'est-à-dire cinq ou six mois après l'accident primitif, mais ordinairement c'est un symptôme tardif qui survient au bout de deux, trois ou quatre ans; il y a même des observations d'hémiplégie survenue dix ou vingt ans après l'infection.

Cette maladie affecte surtout des individus jeunes, dans toute la force de l'âge, et presque toujours au-dessous de 40 ans.

La céphalée précède ou accompagne constamment l'hémiplégie syphilitique. Elle débute souvent d'une façon lente et successive. Ainsi c'est d'abord le bras qui peut être paralysé, puis la face, ensuite la jambe du même côté; enfin, la parole s'embarrasse et la rétention d'urine survient.

Aphasie (abolition du langage articulé). — Ce symptôme accompagne souvent l'hémiplégie du côté droit, et il est en général le résultat d'une lésion de la troisième circonvolution frontale gauche, qui est le siège aujourd'hui reconnu de la faculté du langage articulé. Mais l'aphasie peut survenir d'abord sans hémiplégie, et l'on a cité des exemples de malades qui, après s'être couchés bien portants, s'étaient réveillés aphasiques, ou qui, se trouvant dans la rue, étaient devenus tout à coup muets et hors d'état de répondre à une demande.

Paralysie généralisée. — Parmi les faits de paralysie générale attribuée à la syphilis, plusieurs se rapportent à des malades dont on a pu faire l'autopsie. En général, c'est le ramollissement cérébral ou l'épanchement séreux qu'on a constaté chez eux.

Affections syphilitiques de la moelle. — Ces affections peuvent être le résultat de la compression ou de l'irritation exercées sur le centre nerveux par les lésions osseuses de la colonne vertébrale.

Tantôt on observe de la *rachialgie,* douleur qui

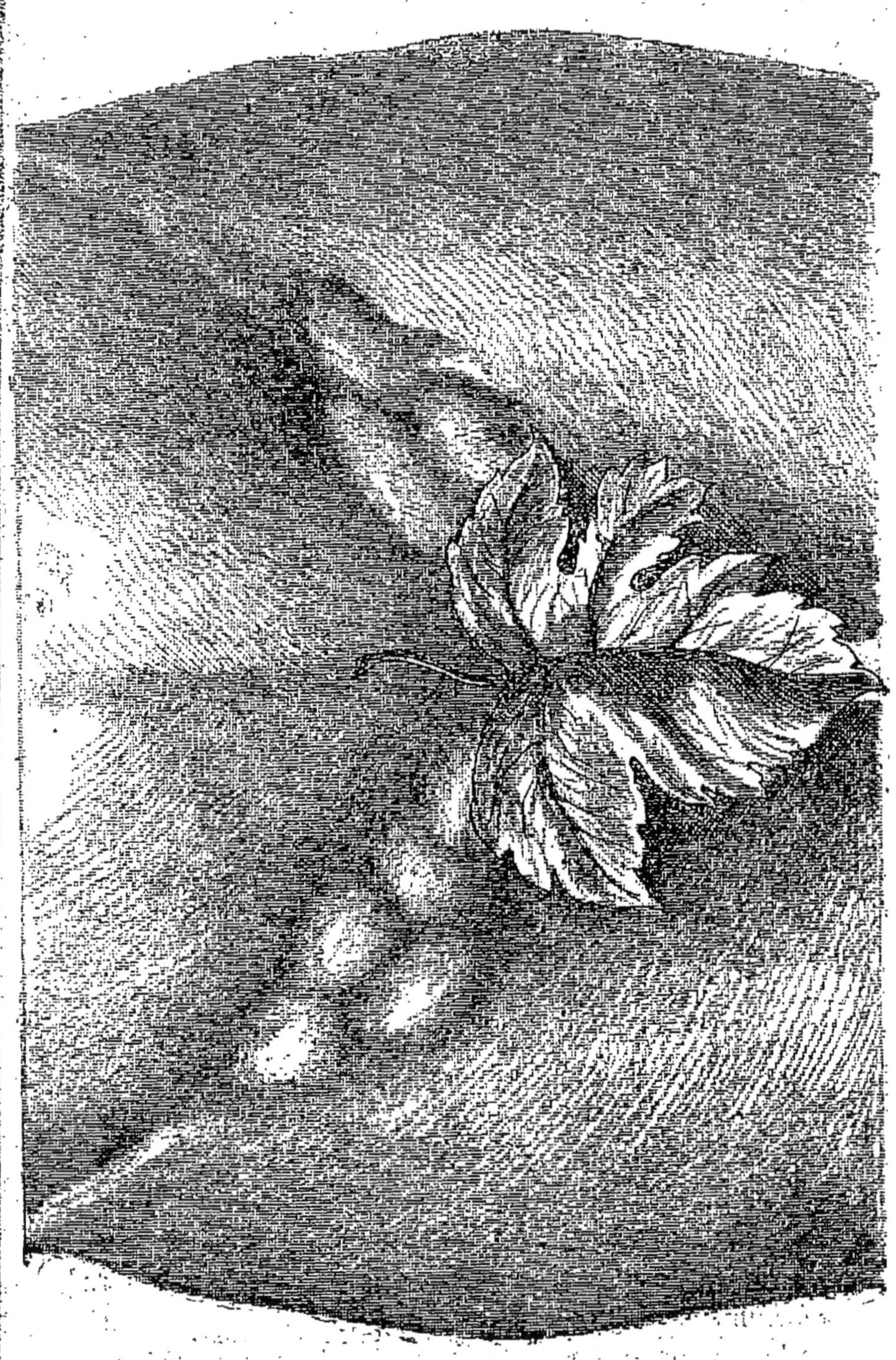

Fig. 4. Adénite (pléiade ganglionnaire)

se fait sentir sur un point du rachis, aiguë, profonde et fixe, comme les douleurs ostéocopes ; tantôt de la *paraplégie*, paralysie de la partie inférieure du corps, un des phénomènes les plus constants dans les affections syphilitiques de la moelle. On doit noter comme signes précurseurs : des troubles d'abord rares et passagers de la motilité et de la sensibilité, troubles qui peu à peu deviennent plus fréquents et finissent par se reproduire avec permanence.

En général, la paralysie syphilitique est caractérisée dès l'abord par l'incertitude et la faiblesse dans la marche. Elle présente, avant d'être complète, des oscillations fréquentes. La paraplégie peut ne consister qu'en une simple paralysie légère, ou bien la compression est plus profonde et il y a paralysie complète avec flaccidité.

Presque toujours, la paraplégie occupe toutes les parties du corps situées au-dessous du point comprimé.

Dans cette affection, on constate des troubles précoces des sphincters et du sens génital. La spermatorrhée est notée chez plusieurs malades et plus souvent encore l'abolition du sens génital.

Citons encore l'*ataxie locomotrice* (défaut d'équilibre et irrégularité dans la marche), qui se présente presque toujours seule, isolée, c'est-à-dire sans aucun symptôme syphilitique concomitant. Elle succède rarement aux accidents syphilitiques graves. On la voit plutôt survenir après des manifestations de moyenne intensité, et surtout après des accidents secondaires bénins, et parfois si légers que les malades ne les ont pas remarqués.

L'ataxie se présente, dans la très grande majorité des cas, comme une conséquence des syphilis incomplètement traitées à leur début. C'est une maladie infiniment plus commune chez l'homme que chez la femme.

Enfin, *le foie, le testicule, les reins, les poumons, le cœur*, etc., peuvent également être frappés d'accidents tertiaires, qui rarement d'ailleurs ont le temps d'atteindre tout leur développement.

Gravité des accidents tertiaires
Pronostic de la syphilis

D'après cette énumération rapide des accidents tertiaires de la syphilis, n'est-il pas évident pour tout le monde que le danger de la vérole réside exclusivement dans cette période tertiaire. Qu'est-ce en effet que la première période de cette affection ? un accident local, petit, minime, insignifiant (chancre), avec un engorgement ganglionnaire proportionnellement bénin. La période secondaire est-elle plus à redouter ? assurément non. Elle afflige bien les malades de symptômes multiples, visibles, affichants, pénibles (roséole, plaques muqueuses, alopécie, etc.), mais elle ne fait guère que cela, le plus souvent du moins, et ne comporte pas en général, surtout avec l'aide du traitement, de pronostic véritablement sérieux. Ce n'est donc pas la période secondaire qui fait le danger de la vérole : ce danger, il réside tout entier dans la période tertiaire. C'est elle, en effet, qui produit des lésions ulcéreuses, destructives, qui corrodent profondément les tissus, et qui aboutissent, avec des délabrements irréparables, à des infirmités permanentes. C'est elle qui s'attaque aux viscères de façon à compromettre les fonctions les plus essentielles, à menacer les organes indispensables à la vie. C'est elle qui met en cause, et d'une façon toujours sérieuse, comme nous l'avons déjà dit, les os, les muscles, les testicules, le larynx, les poumons, le cœur, le cerveau, la moelle, etc. Enfin, rien n'est indifférent à la période tertiaire, tout y est ou peut y devenir très grave si le traitement n'intervient pas. Aussi chez un individu atteint de la vérole, n'est-ce pas le pronostic actuel que nous avons surtout en vue, mais bien le *pronostic d'avenir*, beaucoup plus sérieux, beaucoup plus alarmant et vers lequel tendent nos efforts thérapeutiques. Guérir un malade des accidents primaires n'est rien, le guérir ou le préserver des vexations de la période secondaire n'est que minime partie de l'œuvre à accomplir. Prévenir la période tertiaire, la conjurer, voilà le but essentiel à atteindre.

Tout est là.

Ici une question se pose. Pouvons-nous savoir si telle syphilis doit aboutir ou non à la période tertiaire, autrement dit, pouvons-nous établir un pronostic prévisionnel et dire, un cas de syphilis étant donné, s'il conduira ou ne conduira pas le malade aux accidents de cette troisième et redoutable période? Malheureusement la certitude absolue nous échappe complètement. On a bien cherché à tirer l'horoscope de la vérole d'après certaines particularités fournies par le chancre ou les accidents secondaires. « La vérole n'est pas toujours la même, a-t-on dit : elle est *faible*, elle est *forte ;* tantôt elle se borne à des accidents superficiels, après lesquels elle s'éteint; tantôt elle afflige les malades de manifestations graves qui témoignent d'une infection profonde. Donc, il y a des degrés et des formes variées de vérole ». Malheureusement, aucun des signes sur lesquels on a voulu baser le pronostic de la vérole n'a de valeur réelle, aucun ne fournit de renseignements sérieux sur les éventualités possibles de la diathèse. Ce ne sont là que des conceptions théoriques qui sont loin d'être légitimées par l'observation : le *présent* en syphilis n'est en rien « *le miroir de l'avenir* ». Je dirai plus, cette erreur peut aboutir à des conséquences très graves. En effet, lorsqu'une syphilis se borne, dans ses premières périodes, à un petit nombre d'accidents légers, le malade prend confiance et se laisse aller involontairement à traiter sa maladie d'une façon moins assidue, moins prolongée que dans des conditions différentes. Il croit inutile et superflu de suivre un traitement. Rien ne s'est produit de grave, rien ne se produira plus. Il ne veut pas éterniser son traitement. Il cesse donc toute médication. Or, qu'arrive-t-il souvent de ces syphilis réputées bénignes et prématurément abandonnées à elles-mêmes ? C'est que cinq, dix, vingt ans après ou plus tard encore, elles se réveillent soudain et déterminent un accident tertiaire toujours sérieux, souvent très grave et parfois même fatal.

La vérité, au contraire, est que la bénignité initiale d'une syphilis ne constitue en rien une immunité d'avenir ; c'est qu'une syphilis qui *commence bien* n'est pas moins exposée pour cela à *mal finir*.

De tout ce qui précède, il résulte ceci, c'est que, un cas de syphilis récente, primitive ou secondaire, se présentant à notre observation, nous n'avons pas les moyens d'en mesurer la gravité future, de présager ce qu'il contient en germe pour l'avenir.

Pour ma part, si l'on me demandait ce que je pense d'une syphilis qui vient de naître, je m'empresserais d'abord de décliner un rôle de prophète, puis avec les plus expresses réserves, je dirais avec mon illustre maître, le professeur Fournier : « La syphilis, en tout état de cause, est une affection sérieuse, exigeant pour un temps très long un traitement méthodique et une surveillance assidue.

Si le malade a un bon fond de santé, s'il observe une bonne hygiène, et surtout s'il consent à se traiter d'une façon suffisante, il a toutes chances (fixons même un chiffre approximatif), il a 95 chances sur 100 pour n'éprouver de la diathèse aucun accident grave, soit dans le présent, soit dans l'avenir. Inversement, s'il est d'une nature faible, délicate, de constitution lymphatique et appauvrie, si son hygiène est défectueuse, et surtout s'il se traite mal ou s'il ne se traite pas, il y a probabilité pour que la diathèse le malmène assez durement et aboutisse, dans un avenir plus ou moins éloigné, à quelque lésion importante (1). »

(1) Fournier, *Leçons sur la syphilis*.

LES SYPHILIS IGNORÉES

Le cas dont je vais parler est un de ceux qui se présentent le plus souvent dans la pratique médicale. Précisons d'abord ce dont il s'agit, et voyons ce qu'il faut entendre par syphilis ignorées.

Un malade se présente à vous avec une lésion qui ne peut appartenir qu'à la syphilis ; vous lui demandez s'il en a été atteint, et non-seulement il affirme qu'il n'est pas syphilitique, mais encore il récuse tous les symptômes de cette affection. En dépit de ses affirmations, le traitement antisyphilitique lui est appliqué, et la maladie guérit avec une rapidité absolument démonstrative. C'est un type de syphilis ignorée.

Comment admettre que l'on puisse être atteint inconsciemment de la syphilis ? C'est ce qui arrive pourtant souvent, et nous pouvons dire : 1° la syphilis ignorée est bien authentique ; 2° elle est même assez fréquente. Que l'on interroge tous les médecins spécialistes, ils répondront : Oui, il nous est arrivé d'avoir trouvé la vérole chez des gens qui niaient positivement en être atteints.

Une objection dont il faut reconnaître la valeur est celle-ci : mais ces syphilis ignorées ne sont-elles pas tout simplement des syphilis dissimulées ? Il y a certainement un côté vrai dans cette objection. Que de fois nous arrive-t-il d'être consultés par des clients

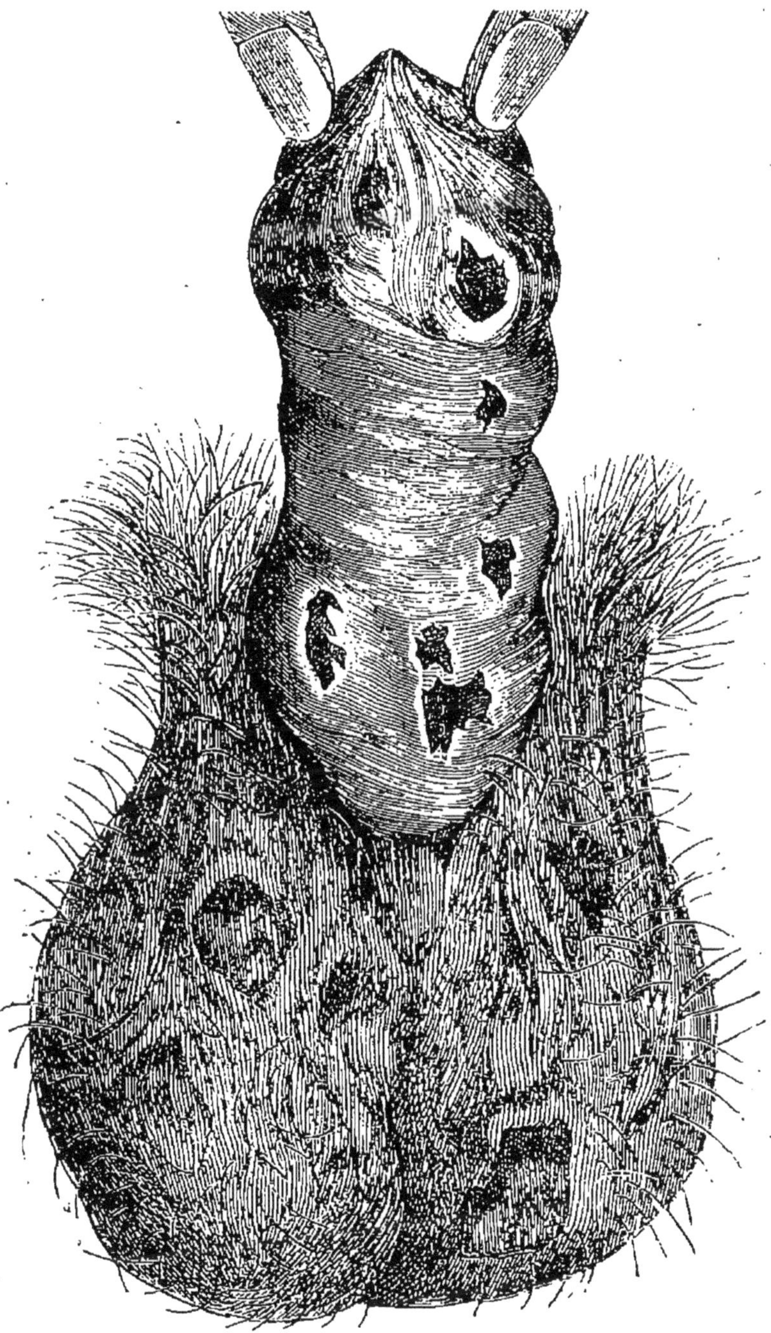

Fig. 5. Plaques muqueuses de la verge et des bourses, dont quelques-unes sont ulcérées

qui ne veulent pas confier leur état de syphilitique à leur médecin! A ce point de vue, il est à remarquer combien les femmes nient avec opiniâtreté, et avec une apparence de sincérité absolue. Parfois, la syphilis est dissimulée, alors même qu'il s'agit des accidents les plus graves et qu'il y va même de la vie. C'est ainsi que j'ai rencontré une hémiplégique syphilitique, qui s'obstinait à nier malgré l'immensité du danger.

Mais revenons aux syphilis réellement ignorées, d'autant plus qu'elles sont supérieures comme fréquence aux syphilis dissimulées. Dans un certain nombre de cas, la maladie est ignorée par le malade, mais il en accuse tous les symptômes; le diagnostic s'impose alors. Il est des cas où l'ignorance du malade est patente, de par même sa qualité ou sa situation. Un certain nombre de personnes de bonne foi, mais se souciant peu de leurs antécédents, confondent sous le nom de vérole, des maladies absolument différentes : balanite, vaginite, herpès, etc.; elles ne répondent aux questions qu'on leur adresse qu'à travers un voile. La fréquence des syphilis ignorées est telle, que la plupart des médecins de Saint-Louis ou du Midi, tiennent plus de compte de l'aspect et de l'évolution d'une lésion que des affirmations du malade. En rassemblant des observations de Chocquel, nous trouvons qu'il a pu observer en cinq mois vingt-huit malades affectés d'accidents tertiaires, qui n'accusèrent l'existence ni d'accidents primitifs ni de secondaires.

Les syphilis ignorées sont bien plus communes dans les basses classes, où l'on s'observe peu, et où l'hygiène est très peu répandue. Les gens du monde, au contraire, s'observent très attentivement, et sont toujours plus ou moins au fait des accidents de la vérole, soit par les journaux, soit par les livres spéciaux ; ils s'examinent bien davantage et se traitent dès le début.

Les syphilis ignorées sont bien plus fréquentes chez la femme que chez l'homme. Ce dernier, en effet, est le plus souvent au courant de la syphilis ; la femme, au contraire, par son éducation, est forcément tenue à l'écart de toute instruction à son égard.

Aussi, sur les 28 cas de syphilis certaine quoique ignorée, il y en avait 22 chez les femmes et 6 chez les hommes.

Bien des raisons contribuent à rendre la syphilis ignorée ; en voici quelques-unes : 1° Le point de départ de l'affection est ailleurs que dans les organes génitaux, et ne provient pas d'une contagion suspecte. On sait que, pour certaines catégories de gens, la syphilis éveille l'idée de débauche excessive et de contagion sexuelle, elle est méconnue lorsque le chancre se produit sur la bouche, le visage, le ventre. Tels sont les cas de contamination par un enfant syphilitique, par des objets de ménage, par le vaccin. Ces inoculations accidentelles sont si faciles à méconnaître qu'elles l'ont été par des gens compétents. C'est ainsi que des sages-femmes contractent la syphilis sans le savoir par le toucher vaginal ; qu'un de nos collègues, homme des plus éclairés et des plus compétents cependant, confond un chancre du doigt avec un tubercule anatomique. Les syphilis par contagion non vénérienne sont très nombreuses et leurs portes d'entrée varient à l'infini. Voici un cas que j'ai observé dernièrement. Un individu prend son couteau à papier, que vient de manier un syphilitique, et se met à le mâchonner : il constate un chancre buccal. Cela paraît peu de chose au premier abord ; six semaines après apparaissent des accidents secondaires qui, bénins eux-mêmes sont méconnus ; et enfin, éclôt une syphilis tertiaire ignorée, dont on a la plus grande peine à retrouver l'origine.

2° Nombre de syphilis sont ignorées, parce que les manifestations en restent inaperçues, soit par suite de leur peu d'intensité, soit parce qu'elles ne sont pas typiques et nettement accusatrices. De quoi se compose, en effet, la syphilis vulgaire : chancre, bubon, éruptions cutanées diverses, quelques douleurs de tête ; du côté, des organes des sens, une iritis, par exemple ; plus tard surviennent quelques accidents tertiaires très variables. Prenons chacun de ces accidents particuliers.

Est-ce le chancre qui avertit le malade qu'il a la vérole? Mais c'est une lésion petite, superficielle ; dans d'autres cas, il peut être caché, siéger sur le col utérin, à l'intérieur du vagin chez la femme et de l'urètre chez l'homme.

Le bubon de la syphilis n'est pas douloureux, c'est à peine si les malades s'aperçoivent de la pléiade ganglionnaire de Ricord.

Est-ce la roséole? Mais cela ne cause ni douleur ni prurit, et siège le plus souvent dans des parties qui sont couvertes, comme la poitrine ou le dos. Il arrive bien plus souvent que nous montrons aux malades leur roséole plutôt qu'ils ne nous consultent à cause d'elle.

Les accidents buccaux, les plaques muqueuses sont prises pour des aphtes, pour de l'échauffement, pour des angines vulgaires, ou produites par l'abus du tabac !

L'alopécie syphilitique est rare, puis les cheveux ont cent raisons pour tomber au moment où on s'aperçoit de la maladie.

Le mal de tête est confondu avec une simple migraine.

Les douleurs articulaires sont attribuées au rhumatisme.

Les plaques muqueuses anales sont regardées comme des complications des hémorrhoïdes.

L'iritis est confondue à tort avec les autres ophthalmies vulgaires, etc.

Ces confusions, nous les voyons constamment faites par des gens qui nient avoir eu la vérole, mais nous la racontent dans tous ses détails ; ils ont eu une écorchure à la verge avec quelque chose de dur dans l'aine, puis est survenue une éruption cutanée suivie de douleurs rhumatismales, de migraines; tout cela est accompagné de violents maux de gorge. On voit qu'à une pareille description il ne manque que l'étiquette.

Dans d'autres cas, nous surprenons sur le fait la syphilis ignorée : un malade me consulte pour un point de côté; craignant un zona intercostal, je le fais déshabiller et je trouve une éruption syphilitique intense. Je demande à mon client s'il a eu un chancre, il m'affirme que non ; j'explore sa région inguinale, et j'y découvre une pléiade ganglionnaire indurée.

3° Il est des syphilis méconnues par suite de leur

bénignité même. L'accident primitif est insignifiant, la période secondaire peu accentuée passe inaperçue, puis il y a un long entr'acte d'indemnité absolue. Les syphilis qui font grand fracas à la période secondaire ne peuvent guère être méconnues ; mais il y en a d'autres qui, bénignes au début, n'occasionnent qu'une légère roséole, un peu de mal de gorge et de mal de tête, et se révèlent tout d'un coup par une explosion d'accidents tertiaires de la plus haute gravité.

4° Un autre groupe de syphilis ignorées est dû à ce que l'on a fait tout ce qu'on a pu pour tromper le principal intéressé. L'amant ou le mari, le coupable, en somme, va trouver le médecin, le prévient de ce qui s'est passé et le supplie de ne pas révéler la nature du mal. De cette façon, le médecin se trouve engagé dans la conspiration du silence vis-à-vis de la femme. Il la traite sans la prévenir, il la guérit sans lui dévoiler le nom de la maladie dont elle a été atteinte. Il en est ainsi pour une quantité de femme mariées.

5° Une autre cause est la légèreté du jeune âge, l'insouciance, l'incurie, l'abaissement intellectuel, un travers d'esprit dont nul ne peut se vanter d'être exempt, et qui fait qu'on se croit invulnérable et qu'on accorde une confiance illimitée et aveugle dans la femme aimée, absolument incapable de transmettre une affection honteuse !

Cela posé, la syphilis ignorée a ses dangers spéciaux : c'est l'erreur de diagnostic du médecin, l'absence du traitement qui pourrait sauver le malade. Dans ces conditions, la maladie peut aboutir à des mutilations, à des destructions d'organes, du nez,

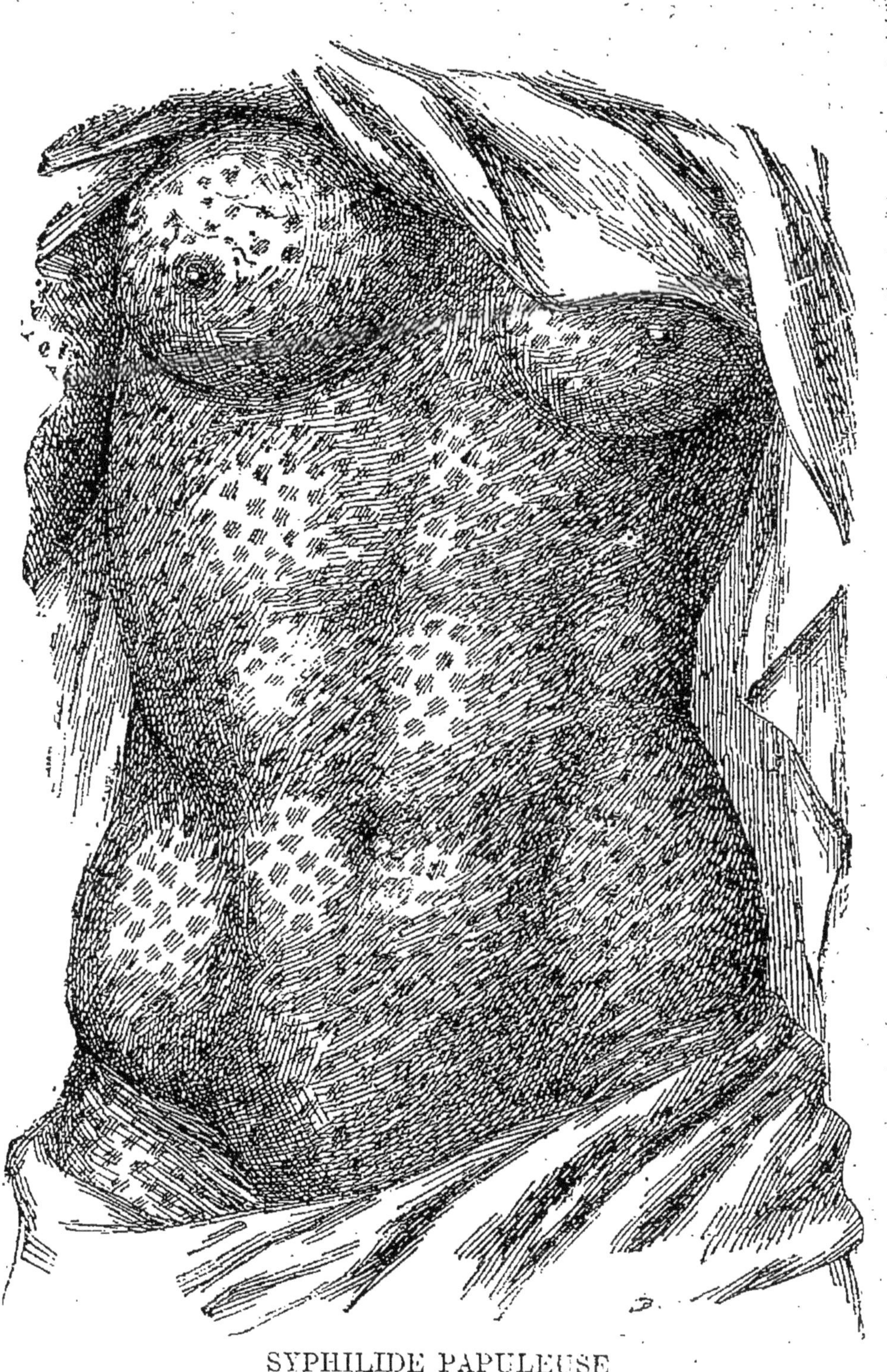

SYPHILIDE PAPULEUSE

Fig. 6. Roséole, suite de chancre induré

du voile du palais, etc., à des accidents cérébraux mortels que l'on aurait pu conjurer.

L'ignorance du malade peut être, dans un certain nombre de cas, compensée par la science du médecin si la lésion siège à la peau, au pharynx, au testicule, à l'œil, etc., ou à tout autre organe accessible aux investigations.

Les notions fournies par la lésion elle-même permettent le diagnostic même en l'absence d'antécédents; mais il en est tout autrement lorsqu'il se produit des lésions du côté des organes internes que l'on ne peut soupçonner que par les troubles fonctionnels. Une gomme du cerveau, une cirrhose syphilitique du foie se comportent comme les autres tumeurs cérébrales et comme les autres cirrhoses; rien, si ce n'est les antécédents, n'en peut annoncer la nature.

Aussi, j'invoque à cet égard l'opinion des grands cliniciens; tous avouent qu'il faut toujours compter avec la vérole, même quand on n'en retrouve pas la trace. Rayer disait : « Quand je ne vois pas clair dans une affection, je flaire la vérole, et souvent bien m'en a pris. »

Comme conclusion, nous pouvons dire :

Il existe un certain nombre de cas de syphilis où le diagnostic doit être posé exclusivement par les symptômes actuels, abstraction faite des négations du malade.

Dans ces cas, il est permis d'instituer quand même le traitement, et Ricord a eu raison de dire que la science du médecin devait primer les allégations du malade, même de bonne foi (1).

(1) Fournier, *Leçons sur la Syphilis*.

BILAN DE LA SYPHILIS

Quelles sont les conséquences possibles de la maladie ? Quel malade connaissant les éventualités possibles de la diathèse, voudrait y rester exposé sans défense ?

Il m'arrive journellement que des lettres me sont adressées par des malades n'ayant jamais suivi de traitement ou s'étant traités à la légère, *à bâtons rompus*, selon leur expression. Toutes ces lettres se terminent invariablement par ces mots : *je vous en conjure, docteur, dites-moi franchement à quoi je suis exposé.*

Le sujet vaut en effet la peine d'être traité :

Il est un préjugé, encore accrédité dans une certaine classe de la société, fervente adepte de la routine et peu au courant de la médecine contemporaine en ce qui concerne la syphilis surtout, qui veut que la vérole *guérisse d'elle-même*, à la condition d'aider hygiéniquement la nature à l'élimination de son virus ; quant au traitement véritable de la maladie, il serait illusoire et superflu. La vérole guérit seule, dit-on ; elle a une durée fatale : c'est lui nuire que de la traiter et la troubler dans sa marche naturelle ; elle s'épure naturellement ; les accidents secondaires sont peu de chose et les accidents tertiaires sont si rares !

Toutes ces propositions reviennent à ceci : Y a-t-il ou non intérêt pour un syphilitique à être traité ? Pour répondre à cette question, voyons à quels dangers est exposé celui qui vient de contracter la vérole ? Dressons, autrement dit, le *bilan* pathologique futur du vérolé.

Que peut avoir ce malade ? Notre maître éminent, le professeur Fournier, va vous le dire (1) : « ce sont d'abord des accidents sans gravité réelle, mais qui ne laissent pas, pour quelques-uns du moins, d'être assez désagréables (ne serait-ce que par leur caractère d'accidents visibles et compromettants), à savoir : éruptions syphilitiques de la peau, très variées comme forme ; éruptions syphilitiques des membranes muqueuses, assez gênantes : engorgements ganglionnaires ; alopécie, altérations syphilitiques des ongles, etc... — Ce sont, en second lieu, des manifestations déjà bien moins tolérables en ce qu'elles sont pénibles, douloureuses, très douloureuses même pour quelques-unes d'entre elles : angine, céphalée : douleurs syphilitiques diverses à exacerbation nocturne ; périostites, névralgies, etc., etc... — La perpective seulement possible de tels accidents, ne suffirait-elle pas déjà à légitimer l'opportunité d'une intervention thérapeutique ? Mais patience, car nous voici en regard d'un troisième ordre de lésions et celles-ci bien plus sérieuses, en ce qu'elles intéressent et peuvent compromettre des organes importants. A ne citer que les

(1) Fournier, *Leçons sur la Syphilis*. G. Masson, éditeur.

plus communes, nous trouvons dans ce groupe : les affections oculaires (iritis, choroidite, rétinite), susceptibles d'altérer la vision et même de l'éteindre ; les sarcocèles pouvant amener la désorganisation, la disparition d'un testicule, des deux testicules et conduire à l'impuissance ; les syphilides gommeuses, qui trop souvent, ouvrent ou détruisent le voile du palais, pour laisser à leur suite une double infirmité : les paralysies (paralysies oculaires, paralysie faciale, paralysie de la moitié du corps, paralysie des membres inférieurs) ; les ostéites, les caries, les nécroses ; l'ozène, l'affaissement et la perte du nez, etc... — sans parler encore de la possibilité des transmissions héréditaires, de l'introduction de la vérole au foyer de la famille. — Est-ce tout ? Non encore. Ouvrons un recueil d'anatomie pathologique, nous y verrons figurer bon nombre de lésions fatales imputables au seul fait de la syphilis. Multiples et variées, en effet, sont les causes de mort dans la vérole ; mort par lésion du foie (cirrhose, hépatite gommeuse) ; mort par lésion des méninges ; mort par gommes cérébrales, mort par lésion de la moelle (et celle-ci très commune) : mort par lésions osseuses, crâniennes, vertébrales ou autres ; mort par lésions des reins, mort par lésions du larynx, de la trachée ou du poumon, mort par lésions plus rares de différents organes, œsophage, intestin, rectum, etc., mort par consomption et cachexie progressive, etc., etc. Et j'en oublie. — Telles sont, en abrégé, les conséquences possibles de la vérole ; telle est la perpective qui s'ouvre devant tout malade venant de contracter la contagion. — Et on a osé appeler bénigne une maladie susceptible d'aboutir à de tels symptômes ! Bénigne une maladie si chargée d'accidents de tout genre ; bénigne une maladie à anatomie pathologique si riche et si variée ! Et l'on a osé proposer aux sujets affectés de ce mal, de s'abandonner à l'expectation, de « laisser aller les choses », d'attendre en patience les résultats possibles d'une telle infection, sans chercher à s'en préserver ! En vérité, c'est à ne pas y croire. — Supposez pour un instant, en face du tableau que je viens d'esquisser à grands traits, un malade récemment contaminé — supposez-le envisageant pour son propre compte l'interminable série des accidents de la vérole, et demandez-lui s'il pense qu'il y ait intérêt pour lui à essayer par un moyen quelconque, de se prémunir contre de telles éventualités, ou s'il préfère attendre de sa maladie ce qui peut en résulter. Que vous répondra-t-il, lui, juge intéressé ? C'est qu'à aucun prix il n'entend rester sous le coup d'un mal aussi grave ; c'est qu'il lui semblerait dérisoire de ne pas chercher à se protéger ; c'est qu'il est fermement résolu à essayer de tous les remèdes, de toutes les méthodes, de tous les médecins pour se guérir ; c'est, en un mot, qu'il veut se traiter et qu'il se traitera. — En nous-même, pour être mieux éclairé que ce malade sur la nature et les risques de la syphilis, raisonnerions-nous autrement que lui, si nous venions à être affligés de son mal ? Non, certes. — C'est qu'en effet, au-dessus de toutes les théories, il y a le simple *bon sens*, qui dit à chacun : Quand on a la vérole, il est bon de s'en défaire, et il est peut-être imprudent de la conserver. »

TRAITEMENT
DE LA SYPHILIS

Sur ce point spécial, je serai bref. Ceux qui sont atteints de la syphilis connaissent maintenant ses symptômes et sa marche. Débutant par un chancre, porte d'entrée du virus, le poison se répand au travers de l'organisme et se diffuse avec une énorme rapidité.

A la seconde période apparaissent les plaques muqueuses aux lèvres, à la langue, sur la gorge, à l'anus, de violentes douleurs de tête, des croûtes dans les cheveux qui les font tomber, des bubons, des boutons et des taches sur la peau, symptôme des plus pénibles parce qu'il est le plus apparent. Petit à petit, au bout de quelques mois, tous ces accidents plus ou moins visibles disparaissent ou s'atténuent sensiblement : le calme paraît renaître dans l'organisme ; une quiétude trompeuse succède à la désespérance du malade qui se croit guéri et ne veut plus se soigner. Indifférence coupable, car la maladie, loin d'être finie va redevenir plus grave que jamais : c'est l'échéance tertiaire, avec son cortège d'accidents affreux, qui arrive. C'est, en effet, pendant le troisième acte de ce drame terrible que la syphilis produit le plus de ravages : elle peut développer des tumeurs dans le cerveau du malade, creuser sa peau de foyers purulents, corroder ses os, dévorer son palais, ronger son nez,

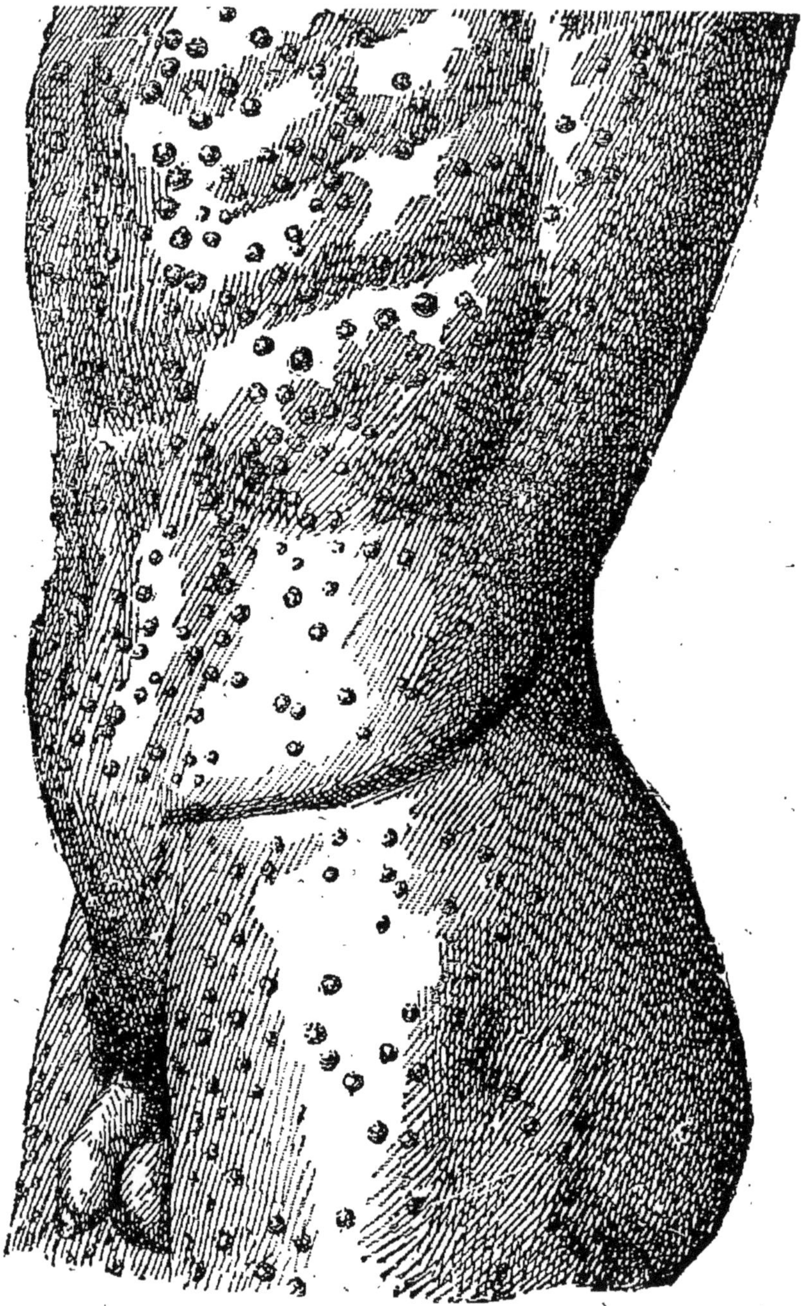

SYPHILIDE VÉSICULEUSE

Fig. 7. Vésicules siégeant sur la poitrine et les cuisses
Non encore traitée

éteindre la lumière de ses yeux et le paralyser à tout jamais. Elle peut enfin le poursuivre jusque dans sa descendance et le frapper dans ses enfants.

Tout ceci est vrai et je ne noircis pas le tableau à plaisir : mais ce qui est vrai aussi et consolant en même temps, et il est bon de le proclamer une fois de plus bien haut, c'est que la *syphilis est guérissable.*

Ayant pour origine constante un virus qui empoisonne l'organisme auquel il donne une tare indélébile, le rôle du médecin dans la syphilis doit être de chasser le poison du corps de l'être infecté : empoisonnement du sang, la vérole doit donc être traitée par des médicaments capables d'éliminer du sang les principes qui en altèrent la composition. Ce sont ces médicaments, que j'appelle *spécifiques*, qui constituent la base de mon traitement et dont l'efficacité me permet de garantir la guérison prompte et radicale de la syphilis.

SYPHILIS HÉRÉDITAIRE

La syphilis est héréditaire.

Elle peut frapper l'enfant quand il est encore dans le sein de sa mère et, dans ce cas, elle est une cause fréquente d'*avortement*, ou bien elle ne se manifeste qu'après la naissance, alors qu'en venant au monde l'enfant ne présentait aucun indice de la maladie dont il porte le germe et qui va se développer à une époque plus ou moins éloignée.

Toutes les lésions de la syphilis de l'adulte (roséole, plaques muqueuses, etc...) se retrouvent dans la syphilis de l'enfant. Une seule fait défaut, le *chancre*. Mais, à côté de ces symptômes connus, la syphilis héréditaire présente des lésions qui lui sont spéciales et qui sont le *pemphigus*, le *coryza* et les *lésions des viscères* (foie, poumons, etc...)

Le *pemphigus* consiste en une éruption de bulles remplies de sérosité, qui se développent rapidement sur la peau et qui acquièrent un volume variable depuis celui d'un pois à celui d'une noisette ou même d'un œuf. Ces tumeurs liquides, tout à fait analogues à celles que produisent les vésicatoires, se rompent de bonne heure en laissant à découvert de nombreuses ulcérations.

L'éruption se montre surtout à la plante des pieds et à la paume des mains : elle s'accompagne de symptômes généraux graves qui marchent avec rapidité ;

l'enfant s'affaiblit, il refuse le sein, dépérit et finit par s'éteindre dans le marasme le plus profond.

Toutefois, le pemphigus ne revêt pas toujours ce caractère malin, et il arrive souvent qu'il guérit avec le traitement.

Le *coryza syphilitique* est l'une des lésions les plus graves de la syphilis infantile ; et, malheureusement, c'est aussi l'une des plus communes.

Au début, un simple écoulement séreux la caractérise, mais, bientôt, le liquide s'épaissit, devient purulent, se concrète, et l'enchifrènement commence : des hémorrhagies se produisent, la muqueuse du nez se détruit et laisse les os à nu ; ceux-ci s'altèrent à leur tour, la carie se montre, la nécrose la suit de près ; les débris d'os se mêlent à l'écoulement. En même temps, le nez s'aplatit, s'écrase et s'étale en donnant au visage un aspect caractéristique.

L'affection gagne souvent les parties profondes, s'étend vers l'arrière-gorge et le larynx ; la voix s'altère, la respiration s'embarrasse, et la mort vient bientôt terminer les souffrances du petit malade.

Enfin, il est bien rare que les *viscères*, poumons, foie, placenta, ne soient pas atteints d'altérations spécifiques.

Le fœtus dont les parents sont infectés, meurt souvent dans le sein de sa mère et en est expulsé prématurément.

Lorsque l'enfant vient à terme, il peut présenter des symptômes dès sa naissance. Mais c'est l'exception, et on doit considérer comme la règle de ne voir les accidents se déclarer qu'un certain temps après la naissance.

Ordinairement, c'est du quinzième jour à la sixième semaine après que l'enfant a vu le jour que se montrent les accidents. Il est rare de les voir se déclarer après le troisième mois. Néanmoins, il est des cas où ils n'apparaissent qu'au bout de six mois, un an et même plus.

Cependant, dans beaucoup de cas, l'enfant a, dès la naissance, cet aspect général caractéristique qui lui a fait donner le nom de *miniature de la décrépitude : « Jam fatalem typum inculpsit senectus maxime præcox »*. Cet aspect de *petit vieillard* suffit pour faire soupçonner l'infection. Le visage présente une coloration d'un ton bistré spécial ; il semble qu'on a passé sur les traits une légère couche de marc de café ou de suie délayée dans une ample quantité d'eau. Ce n'est ni de la pâleur, ni de la jaunisse, ni le jaune paille des autres cachexies ; cette teinte, beaucoup moins foncée, mais presque du même ton que le masque des accouchées, ne s'étend pas ou s'étend à peine au reste du corps. On ne la retrouve dans aucune autre maladie de l'enfance, et, quand elle est bien marquée, elle vaut les meilleurs symptômes.

A cette coloration s'ajoutent d'autres signes : les cheveux sont rares, les sourcils et les cils sont tombés, les ongles peu développés.

Pour peu que la maladie existe depuis quelque temps, les traits se rident, les yeux sont profondément excavés, les tissus blafards, les saillies osseuses proéminent fortement. L'amaigrissement, d'abord limité à la face, envahit le reste du corps et l'enfant semble un petit squelette vivant.

Si un traitement énergique n'enraye pas la maladie, les vomissements et la diarrhée surviennent et le petit malade ne tarde pas à succomber.

La syphilis congénitale est assurément la plus grave souillure qui puisse atteindre un jeune être ; embryon, fœtus, nouveau-né, les dangers qu'elle crée pour lui sont de tous les instants, et leur conséquence la plus fréquente est la mort. Mais il y a plus : la syphilis n'est pas seulemenl redoutable pour l'enfant, elle l'est encore pour les parents, pour la nourrice, pour les proches. Syphilitique de par le sperme, le fœtus empoisonne de son mal l'organisme au sein duquel il se développe ; la vérole lui vient-t-elle du côté maternel, l'enfant est contagieux pour son père, qui doit fuir ses caresses et ses baisers ; dans tous les cas, il l'est pour la nourrice et pour toutes les personnes qui l'entourent. Enfin, le vaccin pris sur un enfant malade peut empoisonner des contrées entières.

Quels sont les moyens préventifs à mettre en usage contre cette forme si fréquente de la syphilis ? On songe tout naturellement, en face d'un pareil danger, à invoquer, pour tant de victimes innocentes, la protection de la loi.

Il y a des médecins légistes qui, frappés des dangers de toute sorte que les mariages entachés de la syphilis font courir aux époux, aux nouveau-nés, aux nourrices, à la société tout entière, n'ont pas hésité à demander une loi qui fit de cette maladie un motif d'opposition au mariage, une cause de nullité de cet acte, ou, au moins, un cas de séparation de corps.

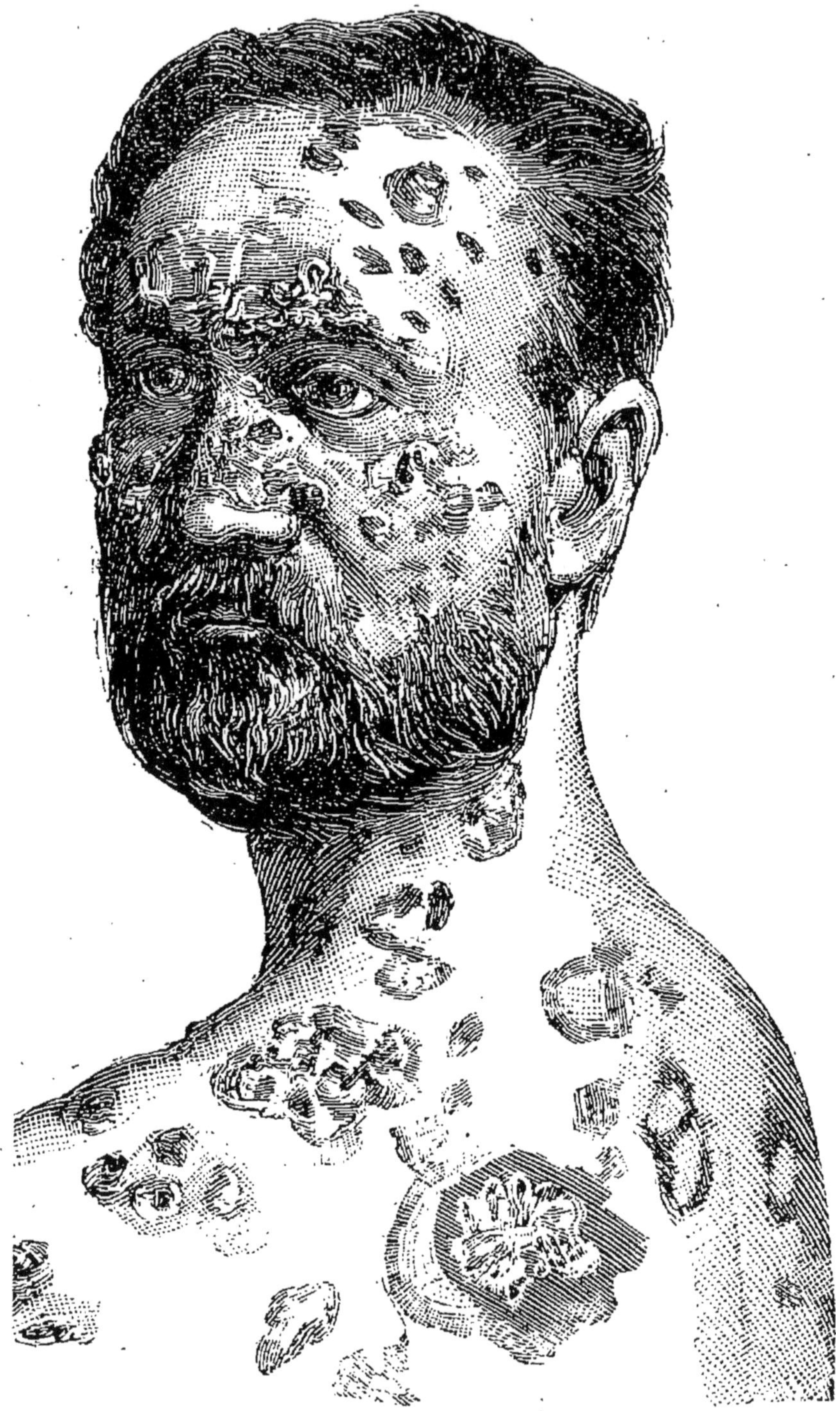

SYPHILIDE BULLEUSE

Fig. 8. Rupia généralisé. Cicatrices de tubercules. Malade mort à l'hôpital Saint-Louis. N'avait jamais suivi de traitement

Une pareille loi aurait de grands inconvénients et elle présenterait de telles difficultés d'application, qu'il serait douteux qu'on puisse la faire adopter. D'ailleurs, une loi de ce genre ne tendrait qu'à préserver les enfants légitimes, quand c'est, au contraire, sur les enfants naturels que la syphilis héréditaire fait le plus de ravages.

Ici encore, c'est aux médecins qu'incombent des devoirs de plusieurs sortes. D'abord, c'est à eux à éclairer les populations et les familles, et à mettre en œuvre toute leur influence pour empêcher les mariages entre individus syphilitiques et, en général, pour prévenir les rapprochements sexuels dans ces conditions dangereuses. Par individus syphilitiques, il faut entendre, bien entendu, non seulement ceux qui ont la maladie, mais encore ceux qui l'ont eue et chez lesquels elle est susceptible de récidiver.

Ricord a trop longtemps fait partager cette idée que la syphilis n'était contagieuse qu'à la période primitive ; il faut se défaire de cette vieille erreur. Il convient aussi de ne pas jouer avec les paradoxes, en prétendant que le traitement ne prévient pas les accidents et qu'on guérit aussi sûrement la syphilis en l'abandonnant à elle-même qu'en la traitant.

Tant que la maladie est en activité, dans l'incertitude où nous sommes sur la ligne de démarcation qui sépare les accidents contagieux de ceux qui ne le sont pas, elle doit être réputée transmissible, sinon par contagion proprement dite, du moins par hérédité. Mais, quand elle a cessé d'être apparente, que faire ? A ce sujet, on ne peut pas adopter une ligne de conduite unique, car l'évolution de la syphilis et les chances de récidive diffèrent suivant les formes légère, commune ou grave de la maladie. Pour nous, il y a encore une considération dominante : c'est celle du traitement antisyphilitique, qui est le meilleur préservatif de la syphilis héréditaire.

Ce qu'il faut en effet pour oser, sans remords et sans crainte, donner à d'autres la vie dont on a reçu le dépôt, c'est l'extinction absolue en soi, du germe du mal, c'est la guérison radicale de la syphilis, reconnue aujourd'hui facilement réalisable avec un traitement bien dirigé ; et, si l'on peut encore avoir pitié de l'imprudent ou de l'étourdi dont la faiblesse ou la sottise a corrompu le sang et détruit le repos, nulle excuse ne saurait être accordée à celui qui, se sachant infecté, ne traite son mal que par l'insouciance, et ne se fait aucun scrupule de le transmettre à la femme qu'il a choisie, aux enfants dont il ne prépare que l'horrible agonie, en osant essayer de leur donner l'existence.

Aussi, dirons-nous avec Rengade :

« Jeunes gens qui lisez ces lignes, songez bien à ce que vous peut coûter la fugitive satisfaction d'un désir provoqué, le plus souvent, par une surexcitation malsaine.

« Et si, victimes de la folie passagère qui vous a jetés dans les bras d'une Vénus corrompue, vous êtes précisément punis... par où vous avez péché, prenez résolûment votre parti de cette malechance. Ne vous désespérez pas et ne vous laissez pas aller à la honte qui vous empêcherait de déclarer votre mal et d'en conjurer aussitôt les funestes ravages. Hâtez-vous de recourir à la science, qui répare et qui sauve, et vous aurez encore la joie suprême de pouvoir être un jour de bons pères et de bons citoyens. »

DE LA BLENNORRHAGIE

Historique

La *blennorrhagie*, appelée aussi *gonorrhée, chaude-pisse, écoulement, coulante,* est une inflammation spéciale de la muqueuse du canal de l'urètre et du prépuce chez l'homme, du vagin, de la vulve et de l'urètre chez la femme, avec écoulement blanchâtre ou puriforme.

La blennorrhagie prolongée ou chronique prend le nom de *blennorrhée* ou *goutte militaire.*

Si l'on est encore peu d'accord sur la première apparition de la syphilis en Europe, il n'en est pas de même pour la blennorrhagie, qui, disons-le tout de suite, a été bien observée et bien décrite dans les temps les plus reculés.

Dans la description de cette maladie que Moïse appelle *fluxus seminis,* il est facile de retrouver tous les caractères de la blennorrhagie. La dénomination qu'il donne à cet écoulement montre qu'il ignorait la véritable source du mal ; mais, ayant observé qu'il était de nature puriforme, il dut croire, comme l'ont fait d'ailleurs un grand nombre d'auteurs anciens, que c'était de la semence corrompue qui coulait ainsi de la verge. Voici en quels termes il en parle dans son *Lévitique :* « L'homme affecté d'un écoulement de semence sera déclaré impur ; on reconnaîtra qu'il est affecté de ce mal à ce qu'une humeur impure s'attachera à sa personne. Tous les lits où il dormira, tous les endroits où il se sera reposé seront impurs. Vous apprendrez aux enfants d'Israël à se garder de l'impureté, afin qu'ils ne meurent pas dans leurs souillures. »

Hérodote, Hippocrate, Celse, Galien et les Arabes ont également décrit la blennorrhagie. Jean Harden, au XIVe siècle, en donne, sous le nom *d'arsure*, une description exacte et conseille, comme traitement, des injections et des bains de lait.

Dans tous ces auteurs, on reconnaît bien la description de la blennorrhagie, mais, à partir du XVe siècle, la confusion commence ; l'apparition de la syphilis absorbe l'attention des observateurs par l'intensité de ses ravages ; dès lors, les opinions se partagent : les uns en font un symptôme de la vérole, les autres en font une maladie distincte. C'est avec ces alternatives d'interprétation que l'histoire de la blennorrhagie arrive jusqu'au XIXe siècle, où, grâce aux travaux de Ricord et aux découvertes récentes de ses élèves, toutes les opinions sont actuellement unanimes.

Causes

Les causes sont presque aussi nombreuses que le nombre des malades qui en sont atteints, chacun ayant l'habitude d'invoquer pour son cas l'influence d'une circonstance spéciale, et si l'on tenait pour valables celles qui sont le plus souvent mises en avant, on s'étonnerait qu'il restât sur terre un homme qui ne

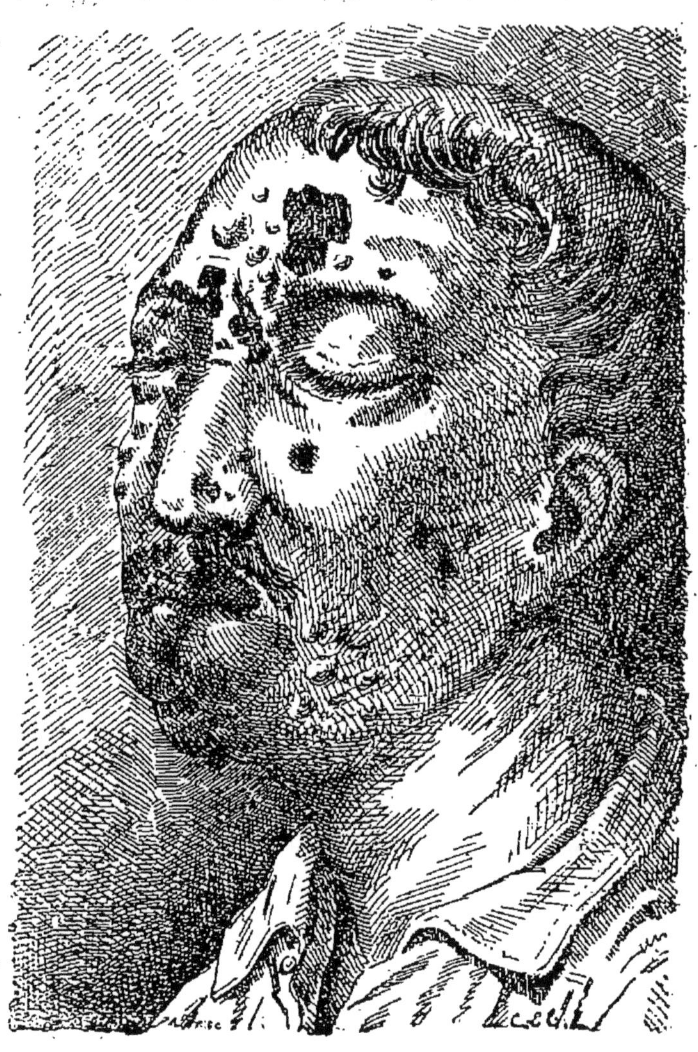

SYPHYLIDE TUBERCULEUSE

Fig. 9. Tubercules de la lèvre inférieure et du front. Ceux du front sont en pleine suppuration. Antécédents syphilitiques datant de 15 ans. Mort d'épuisement à l'hôpital du Midi. A l'autopsie, altération syphilitique du foie, gommes multiples des poumons et de la rate. N'avait jamais été traité.

fût pas atteint de chaude-pisse. Les principales causes, que nous appellerons les *causes réelles*, sont :

1° La contagion ;

2° L'irritation des organes génitaux, par suite d'excès vénériens.

La contagion est certainement la cause la plus efficiente de la blennorrhagie, mais il ne faudrait pas, comme certains auteurs des plus autorisés ont prétendu le faire, poser en principe, qu'il ne peut y avoir de chaude-pisse sans chaude-pisse.

« *Fréquemment les femmes donnent la blennor-* « *rhagie sans l'avoir,* » écrit Ricord dans son livre. « Lorsqu'on remonte, dit-il, de la manière la plus « rigoureuse, et par l'observation la plus sévère aux « causes déterminantes des blennorrhagies les mieux « caractérisées, on est forcé de voir et de convenir « que le virus blennorrhagique fait le plus souvent « défaut. »

Rien de plus commun que de trouver des femmes qui ont communiqué des blennorrhées des plus intenses, des plus persistantes, aux conséquences les plus variées et les plus graves, et qui n'étaient affectées que de catarrhes utérins, quelquefois à peine purulents.

Assez souvent, le flux menstruel paraît avoir été la cause de la maladie communiquée. Dans un bon nombre de cas, enfin, on ne trouve rien, ou seulement des écarts de régime, des excès dans les rapports sexuels, l'usage de certaines boissons, de certains aliments. De là cette croyance très répandue chez les malades, croyance très souvent légitime, qu'ils tiennent leur chaude-pisse d'une femme parfaitement saine. Sur ce point, je connais absolument toutes les causes d'erreur, et j'ai la prétention de dire que personne plus que moi ne se tient en garde contre les fraudes de tout genre semées sur les pas de l'observateur ; mais c'est avec connaissance de cause que je formule cette proposition : *fréquemment les femmes donnent la blennorrhagie sans l'avoir*.

Quand on étudie la blennorrhagie sans prévention, sans idée préconçue, on est forcé de reconnaître qu'elle se produit souvent sous l'influence des causes diverses qui peuvent déterminer l'inflammation des autres muqueuses.

Un syphilographe, dont l'autorité égale le talent, M. Fournier, cité plusieurs fois au cours de notre travail, partage non-seulement cette opinion de M. Ricord, mais encore la considère comme restant au-dessous de la vérité : « Pour une blennorrhagie « qui résulte de la contagion, dit-il, il en est trois au « moins où la contagion (dans le sens précis du mot) « ne joue aucun rôle. De ce que j'ai vu jusqu'à ce « jour, il résulte, pour moi, que l'homme est plus « souvent coupable de la blennorrhagie que la femme « dont il semble la tenir ; *il se donne plus souvent la « chaude-pisse qu'il ne la reçoit.* »

L'irritation des organes génitaux, de quelque façon qu'elle soit produite, constitue la cause la plus commune de la blennorrhagie.

L'irritation la plus dangereuse consiste dans l'abus du coït. Lorsque des rapprochements trop multipliés, trop prolongés, succèdent à un violent désir qui vient stimuler l'ardeur, la muqueuse de l'urètre, pour peu qu'elle y soit prédisposée, sera presque à coup sûr envahie par une inflammation qui, bientôt suivie d'écoulement, ne deviendra rien autre chose que la blennorrhagie.

L'irritation la plus dangereuse consiste dans l'abus de certaines boissons : les chances de contagion seront encore plus grandes. Le vin blanc, le champagne, la bière, pris dans ces circonstances, sont les adjuvants de la chaude-pisse, souvent même quand les rapports ont été incomplets et n'ont pas été suivis d'éjaculation.

Si la femme, au milieu de ces circonstances, est sous le coup d'un écoulement menstruel ou d'une leucorrhée, les rapports devront être modérés, car il ne faudrait pas ériger la doctrine que toute femme ayant de la leucorrhée doit donner la blennorrhagie. Comme le dit A. Guérin : « C'est par milliers que « l'on compte les jeunes filles qui ont la leucorrhée « au moment où elles se marient. Combien y en a- « t-il qui donnent la chaude-pisse à leur mari ? Si les « flueurs blanches étaient absolument contagieuses, « les hommes seraient forcés de renoncer à se marier « dans les grandes villes, où les conditions hygiéni- « ques développent de la leucorrhée chez la plupart « des jeunes filles. »

Il est en outre d'observation journalière que le commerce habituel d'une femme enlève toute chance de contagion, même si elle présente continuellement des écoulements de cette nature ; c'est ce que Ricord désigne sous le nom d'*acclimatement*.

Enfin, l'homme peut contracter la blennorrhagie avec une femme indemne de toute altération morbide et de tout flux, normal ou non.

Après la contagion et après l'irritation des organes,

mille causes concourrent à la production et à la propagation de la maladie. Nous citerons, entre autres, les excitations générales (masturbation, les érections prolongées et contenues). L'introduction de sondes dans le canal, les injections intempestives, les bains trop chauds et trop longs, pris après le rapprochement.

Puis viennent les prédispositions physiques : les sujets blonds et lymphatiques offrent plus d'aptitude que les autres, les débauchés sont plus enclins aux accidents que les gens réguliers.

Certains jouissent d'une sorte d'immunité inexplicable et ne reçoivent jamais le châtiment que mériteraient leurs imprudents écarts ; de même que telle femme cohabitera avec son mari sans jamais l'infecter et donnera la blennorrhagie à un amant plus passionné.

Les filles publiques travaillent peu à la propagation de cette maladie, parce qu'elles sont peu passionnées et que leur rôle est le plus souvent passif.

Ricord a plaisamment formulé aussi tous ces préceptes, dans sa fameuse recette pour attrapper la chaude-pisse, féconde en salutaires enseignements.

« Voulez-vous, dit-il, attrapper la chaude-pisse ?
« En voici les moyens : prenez une femme lympha-
« tique, pâle, blonde plutôt que brune, aussi forte-
« ment leucorrhéique que vous la pourrez rencontrer;
« dînez de compagnie, débutez par des huîtres et
« continuez par des asperges ; buvez sec et beaucoup,
« vin blanc, champagne, café, liqueurs, tout cela est
« bon ; dansez à la suite de votre repas et faites dan-
« ser votre compagne ; échauffez-vous bien et ingérez

« force bière dans la soirée ; la nuit venue conduisez-
« vous vaillamment : deux ou trois rapports ne sont
« pas de trop et mieux vaut davantage ; au réveil,
« n'oubliez pas de prendre un bain chaud et prolongé ;
« ne négligez pas non plus de faire une injection. Ce
« programme rempli consciencieusement, si vous
« n'avez pas la chaude-pisse, c'est qu'un Dieu vous
« protège. »

La blennorrhagie est une des maladies qui ont le plus de tendance à récidiver. A chaque récidive, les muqueuses génitales deviennent de plus en plus sensibles à la contagion, aussi peut-on dire que la facilité avec laquelle on contracte la blennorrhagie croît en raison du nombre et de la durée des écoulements antérieurs. Ainsi, qu'un homme se trouve dans les conditions mentionnées plus haut, et, après un repas plantureux, se livre à des excès de coït, il pourra contracter une véritable chaude-pisse, sans qu'on puisse trouver chez la femme la moindre trace d'écoulement.

Ces faits ne sont peut-être pas aussi rares qu'on le suppose.

Il y a quelque temps, un jeune homme blond, d'une taille élevée, d'un tempérament évidemment lymphatique, se présente à ma consultation. Il avait une inflammation de l'urètre avec écoulement purulent très abondant qui lui était survenu récemment, et il se plaignait de douleurs en urinant. Une femme l'accompagnait, et, comme il l'accusait de l'avoir rendu malade, il me pria de vouloir bien l'examiner. Cette femme, jeune, brune, d'un tempérament nerveux, est examinée au spéculum avec le plus grand soin, et l'examen le plus minutieux ne parvient pas

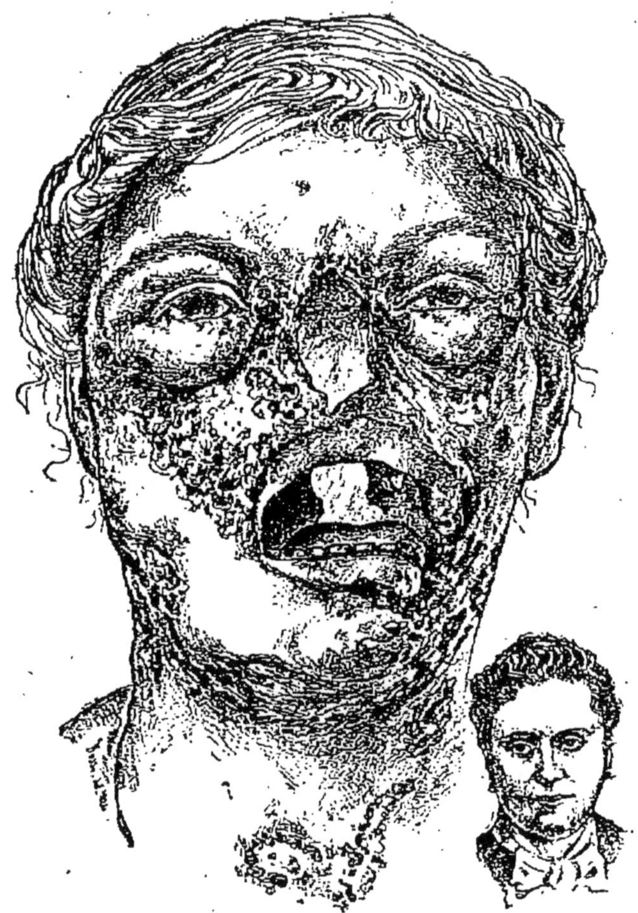

SYPHILIDE ULCÉREUSE

Fig. 10. Ulcérations de la face et destruction de l'appareil nasal en totalité, chez une femme dont l'infection remontait à deux ans. — La même d'après une photographie il y a deux ans.

à révéler chez elle la moindre trace d'écoulement. Le malade, interrogé, assure n'avoir eu de rapports avec aucune autre femme ; seulement, après un dîner copieux, où dominaient les mets excitants arrosés d'un vin capiteux, les deux jeunes gens sont allés au théâtre, et, pendant les entr'actes, ont bu plusieurs verres de bière ; puis, dans la nuit, les rapports conjugaux ont été plusieurs fois répétés. Trois jours après, un petit chatouillement se fait sentir au bout de la verge, le méat urinaire rougit et s'enflamme, un peu de mucosité en agglutine les bords, bref, au bout de quelques jours, la chaude-pisse est dans tout son épanouissement.

Nous avons dit que la plupart des muqueuses peuvent être le siège d'un écoulement blennorrhagique ; il n'en est pas moins vrai que cette maladie a pour les muqueuses génitales une prédilection particulière, et, parmi ces dernières, l'urètre chez l'homme et la muqueuse vaginale chez la femme, offrent à la contagion l'aptitude la plus remarquable.

Les autres muqueuses susceptibles d'écoulement sont, par ordre de fréquence : la muqueuse oculaire, la muqueuse anale, la muqueuse nasale, etc.

Symptômes

L'accomplissement de l'acte vénérien chez l'homme est ordinairement suivi d'une lassitude locale qui se dissipe au bout de quelques heures. Quand même le coït a été infectant, aucun signe suspect ne vient, pendant trois jours, faire soupçonner le drame intime qui se prépare ; mais, après ce laps de temps, un petit prurit plutôt voluptueux que désagréable se fait sentir en arrière du méat urinaire, au niveau de la fosse naviculaire ; en même temps, les bords du méat, devenus un peu rouges, s'humectent, s'agglutinent et sécrètent du pus.

Le novice ne prête que peu d'attention à ces sensations ; il est plutôt tenté de s'en féliciter que de s'en inquiéter. Mais le vieux routier, que l'expérience a instruit, connaît déjà son sort ; il ne peut plus s'y tromper.

Et, en effet, bientôt va se dérouler toute la série des symptômes.

C'est d'abord un peu de turgescence du gland ; puis l'apparition au bout du méat, deux ou trois heures après avoir uriné, d'une gouttelette légèrement teintée de blanc. Alors, il n'y a plus à hésiter : il faut qu'un traitement énergique vienne enrayer la maladie et empêcher les phénomènes de suivre leurs cours. Sinon, aux premiers symptômes viennent bientôt s'ajouter d'autres signes caractéristiques. Au léger prurit du début succède un sentiment d'ardeur, de picotement dans le trajet du canal : l'urine paraît brûlante, la tuméfaction du gland augmente et gagne la verge, qu'on dirait en demi-érection. Les bords du méat urinaire, boursouflés et renversés en dehors, sont rouges et luisants. L'écoulement devient plus abondant, et sa couleur se fonce : elle est grisâtre.

Du huitième au dixième jour, l'inflammation fait des progrès et gagne en étendue et en profondeur. La douleur en urinant s'exaspère (1) ; les tissus qui dou-

(1) C'est à cette période que le passage de l'urine donne

blent la muqueuse du canal, participant à l'inflammation, se gonflent et présentent l'apparence d'un tube rigide qui, dans l'érection, empêche la distension de la verge et la force à se recourber en arc à concavité inférieure, ayant l'urètre pour corde : de là l'expression : *érection cordée* ou *chaude-pisse cordée.*

Cet engorgement du tissu cellulaire donne souvent lieu à des indurations ou à des abcès péri-urétraux. C'est aux côtés du frein qu'on les observe le plus souvent.

Lorsque la blennorrhagie a atteint la région prostatique (le col de la vessie), le malaise augmente encore, et aux symptômes précédents s'ajoutent la pesanteur au périnée, l'impossibilité de croiser les jambes ou de s'asseoir, la difficulté pour uriner, et l'écoulement d'une certaine quantité de sang avec les premières gouttes d'urine.

L'écoulement est plus abondant pendant cette période : de muqueux, il devient muco-purulent et même franchement purulent. Il se présente alors sous l'aspect d'un pus jaune-verdâtre, épais et quelquefois rougeâtre lorsque l'inflammation ayant gagné la région prostatique, il se trouve mélangé de globules sanguins.

La blennorrhagie se propage rarement au delà du col de la vessie.

Lorsque la blennorrhagie a atteint son summum d'intensité, elle reste stationnaire pendant huit ou

la sensation d'un fer chaud. L'acuité de cette douleur a créé les expressions de *pisser des lames de rasoir, des épingles, des rognures de fer-blanc.*

quinze jours, et alors commence la période de déclin. La douleur diminue, l'émission des urines devient moins pénible, les érections sont moins fréquentes, et la sécrétion purulente, moins abondante, plus claire, reprend les caractères du muco-pus. Ce déclin de la maladie arrive plus ou moinsvite, mais il est rare que la blennorrhagie se termine franchement : le plus souvent, après plusieurs recrudescences ou récidives, elle passe à l'état chronique désigné sous les noms de *blennorrhée, suintement, goutte militaire.*

Quoiqu'elle puisse s'établir d'emblée, la *blennorrhagie chronique* est presque toujours consécutive à l'état aigu.

Durée

La durée de la blennorrhagie varie selon l'acuité des symptômes : si elle est de moyenne intensité, elle dure environ vingt et un jours. Mais quand l'inflammation est très violente, et surtout quand elle a atteint les parties profondes de l'urètre, et qu'elle revêt la forme catarrhale, la durée se prolonge jusqu'à trois mois et plus. Quant à la période chronique, sa durée est plus variable encore : il n'est pas rare de voir des individus conserver toute leur vie un suintement urétral de nature blennorrhagique, qui peut disparaître quelques jours pour reparaître à la moindre occasion.

Traitement

Dès que le moindre signe révélateur vient donner l'éveil sur l'imminence de l'invasion d'une blennorrhagie, il est certaines précautions générales auxquelles il faut immédiatement s'astreindre.

Et d'abord, avant tout, il est indispensable de s'abstenir de toute relation sexuelle, de toute occasion d'excitations vénériennes.

Il faut porter un suspensoir bien fait, et ne le quitter que la nuit. La marche prolongée, l'équitation, les promenades dans des voitures non suspendues seront évitées ; un régime sévère est de rigueur ; les mets excitants et épicés, les boissons alcoolisées seront interdits. Les organes génitaux seront entretenus dans la plus grande propreté, et lotionnés plusieurs fois par jour avec de l'eau pure, ou mieux, additionnée d'acide borique. Les mêmes précautions seront prises pour les mains qui doivent être aussi dans un état constant de propreté, l'ophthalmie blennorrhagique, affection fréquente, étant due au dépôt sur la muqueuse oculaire du pus blennorrhagique avec les doigts souillés de cette matière contagieuse.

Quant à mon traitement curatif proprement dit, il varie avec l'époque de la maladie et il se règle d'après les réponses au questionnaire.

Ce que je puis assurer, c'est que prise au début ou avant qu'elle ne soit passée à la chronicité, je me fais fort de guérir la blennorrhagie dans un délai moyen de huit jours. Si elle est ancienne, la durée du traitement est subordonnée à la gravité des dégâts produits.

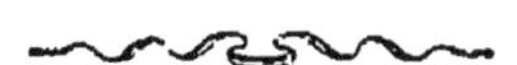

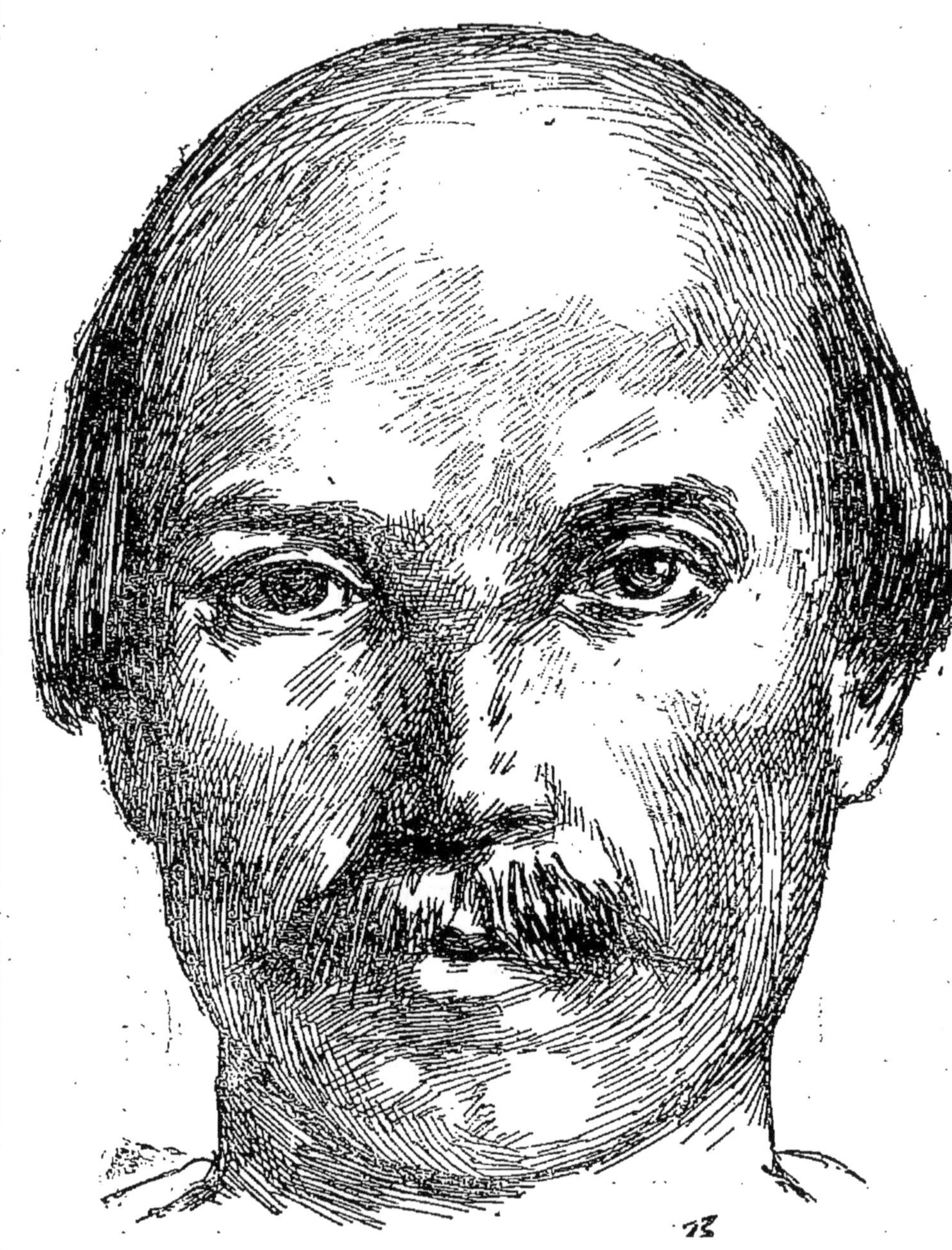

OSTÉITE SYPHILITIQUE

Fig. 11. Gonflement inflammatoire de l'os nasal. Tuméfaction rouge, douloureuse à la pression. Le sujet a eu la vérole autrefois : chancre induré. En traitement depuis un mois, très amélioré.

BLENNORRHÉE

Définition et symptômes de la blennorrhée

La blennorrhée, appelée aussi *blennorrhagie chronique*, *urétrite chronique*, *goutte militaire*, etc., est une inflammation chronique de l'urètre, caractérisée par un suintement muco-purulent peu abondant, qui succède à la blennorrhagie aiguë. Cet écoulement est tantôt d'un blanc laiteux, tantôt d'un blanc jaunâtre plus ou moins visqueux et filant ; il est peu abondant et ne se montre que cinq ou dix heures après la miction, surtout le matin, au réveil, sous la forme d'une goutte que le malade fait apparaître au bout du méat urinaire, en presssant sur le canal d'arrière en avant (goutte militaire). Si les malades urinent en se levant, cette goutte est chassée par l'urine, et forment dans le vase des petits filaments blanchâtres qui se déposent au fond.

En général, il n'y a aucune douleur : à peine les malades ressentent-ils une légère sensation de chaleur ou un chatouillement au niveau du gland. Ces chatouillements déterminent souvent des érections qui portent les malades à coïter : l'éjaculation devient alors plus pénible qu'agréable.

Les besoins d'uriner sont également plus fréquents. Le jet d'urine est modifié : il se bifurque ou se divise en deux colonnes : ce qui fait dire aux malades qu'ils pissent en *spirale* ou en *tire-bouchon.*

En même temps se montrent de la dyspepsie, de la gastralgie, de la constipation, etc.

Enfin, chez certains malades, il survient un état mental particulier. La tristesse les envahit, ils sont inquiets, mélancoliques, continuellement obsédés par leur mal qui ne guérit pas, ils prennent l'existence en dégoût et deviennent hypocondriaques, à tel point, qu'on en a vu finir par le suicide.

Quelles sont les causes de la blennorrhée ?

Les causes qui font que la blennorrhagie passe à l'état chronique sont nombreuses : il y a d'abord les prédispositions individuelles, l'âge avancé des malades, ou bien l'extrême jeunesse, le tempérament lymphatique, la constitution scrofuleuse, la disposition catarrhale, herpétique, goutteuse, rhumatismale. Il y a ensuite toutes les influences susceptibles d'amener des recrudescences et des récidives ; il y a aussi les soins donnés à tort et à travers, les chaude-pisses abandonnées à elles-mêmes, *traitées par le mépris ;* enfin, une cause des plus sérieuses et à laquelle sont dues la plupart des blennorrhées, nous voulons parler des *rétrécissements de l'urètre.*

Gravité de la blennorrhée

De tout ce qui précède, il est facile de conclure que la blennorrhée est une maladie grave au point de vue local et au point de vue général, et qu'il importe par conséquent de lui opposer dès le début un traitement énergique.

BALANO-POSTHITE

On donne le nom de *balano-posthite* (blennorrhagie bâtarde, chaudepisse externe) à l'inflammation de la muqueuse du gland et du prépuce. Si l'affection est limitée au gland, elle s'appelle *balanite*, et *posthite* lorsqu'elle n'occupe que le prépuce.

Causes

La balanite se montre à tous les âges, chez l'enfant et chez le vieillard. Dans ce dernier cas, elle est ordinairement la conséquence d'une lésion dartreuse, d'un herpès ou d'un eczéma du prépuce. Elle est beaucoup plus fréquente chez l'adulte qu'aux deux extrêmes de la vie.

La contagion est la cause première de cette affection, mais elle survient également, d'après les remarques de la plupart des auteurs, après le coït avec une femme atteinte de flueurs blanches, de cancer, etc.

La malpropreté, les excès du coït, la masturbation, suffisent maintes fois pour la produire. L'étroitesse de l'ouverture préputiale constitue une cause prédisposante des plus manifestes. Toutes les lésions du gland et du prépuce, les végétations, les plaques muqueuses, les ulcérations de toutes sortes, le diabète, en donnant souvent naissance à un écoulement plus ou moins abondant, par suite de l'irritation qu'elles produisent, peuvent aussi l'occasionner.

Symptômes

La maladie débute quelques jours après le coït ; le malade éprouve un sentiment de chaleur, des démangeaisons. Le gland devient d'un rouge vif, la muqueuse préputiale ne tarde pas à avoir la même coloration. La sécrétion, peu abondante au commencement, augmente ; elle est d'abord formée par du mucus, mais elle passe bientôt à l'état purulent.

Si l'affection persiste, la muqueuse s'exfolie, et laisse à nu des ulcérations plus ou moins étendues. Les érosions ont une forme irrégulière, un fond rosé et parfois grisâtre, elles sont plus ou moins nombreuses ; dans quelques circonstances, la muqueuse est entièrement détruite et le gland complètement dénudé. L'écoulement s'épaissit, il présente les mêmes caractères que dans la blennorrhagie urétrale, il passe successivement par les teintes jaune, verte ; il est parfois rouillé, lorsqu'il se fait de petites hémorrhagies dont le sang se mêle à la matière purulente. La sécrétion est souvent très abondante, et dans le cas de phimosis (1), elle s'accumule sous le prépuce et peut amener une perforation de cette membrane. Dans tous les cas, elle exhale une odeur infecte.

Une douleur plus ou moins violente accompagne ces signes locaux ; il n'y a pas ordinairement de symptômes généraux.

(1) Inflammation du prépuce avec gonflement qui l'empêche de glisser librement en arrière pour découvrir le gland.

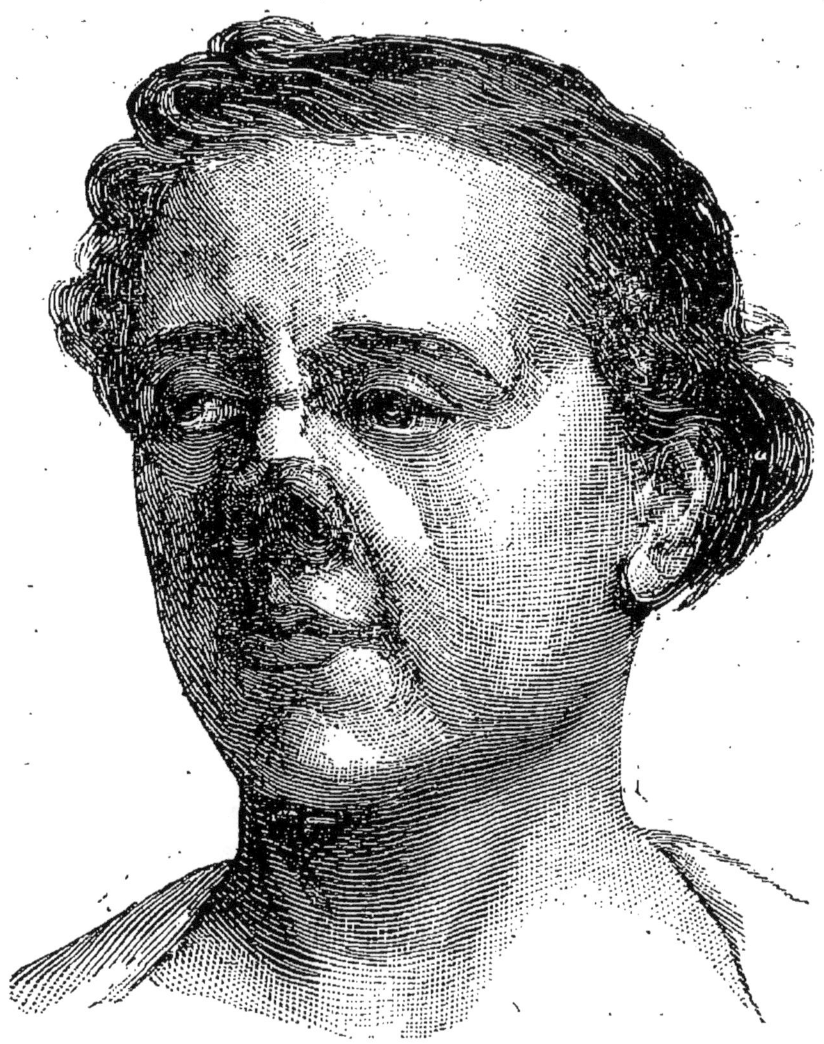

CARIE SYPHILITIQUE

Fig. 12. Destruction de l'os nasal et écoulement purulent horriblement fétide avec des parcelles d'os. La saillie nasale a disparu et le nez est complètement aplati.

Marche, Durée, Terminaison

La balanite a une marche aiguë. Elle apparait dans les sept jours qui suivent le coït infectieux, et parvient en deux à cinq jours à son apogée. Lorsqu'elle n'est pas traitée ou que l'on emploie contre elle des moyens peu convenables, elle peut rester stationnaire pendant fort longtemps, mais dans le cas contraire, elle guérit très vite.

Si elle a pour cause une lésion du gland ou du prépuce, on en obtient la disparition en opposant un traitement approprié à l'affection qui l'entretient.

La guérison est la terminaison ordinaire, et il est rare de la voir produire la gangrène ou la perforation du prépuce, à moins de complications.

La balanite ne réclame jamais de traitement général, c'est une affection toujours locale. Lorsqu'il existe simultanément d'autres lésions, on leur oppose un traitement convenable; mais la balano-posthite simple guérit toujours avec le seul secours des moyens locaux que j'emploie journellement.

COMPLICATIONS DE LA BLENNORRHAGIE

Phimosis et paraphimosis

Définitions. — Il y a *phimosis* quand il se produit une inflammation du prépuce avec gonflement et allongement de ce repli membraneux, qui l'empêche de glisser librement en arrière pour découvrir le gland.

Le *paraphimosis* est l'opposé du phimosis. Dans cette affection, le prépuce porté en arrière du gland, ne peut plus être ramené sur cet organe. De là étranglement.

Causes. — Le phimosis a généralement pour cause l'étroitesse de l'ouverture préputiale, tandis que le paraphimosis est le plus souvent amené par l'existence d'un phimosis. Les enfants sont très sujets au paraphimosis, lorsque par curiosité, ou dans la pratique de la masturbation, ils découvrent le gland avec violence. Chez les hommes, il se produit surtout à la suite de rapports sexuels avec des femmes dont les parties génitales sont trop resserrées ; il a lieu également quelquefois quand, par mesure de propreté, on découvre le gland avec force pour en expulser la *matière sébacée* accumulée en arrière de la couronne.

Symptômes. — Les symptômes du phimosis sont : inflammation et gonflement considérables, et, la plupart du temps, de l'œdème qui donne à la peau une minceur, un brillant, une coloration blanc-bleuâtre tout à fait caractéristique.

En général cette affection ne dure pas longtemps, elle est peu grave, et se termine rarement par la gangrène.

Dans le paraphimosis, le gland est à nu, tuméfié, d'une couleur rouge luisant, violacée, et le prépuce forme en arrière de la couronne du gland un bourrelet circulaire.

Traitement du phimosis. — Maintenir la verge dans une position élevée, pour favoriser la circulation du sang et éviter l'engorgement, faire usage de bains locaux, et entretenir la propreté au moyen d'injections antiseptiques faites entre le prépuce et le gland.

Traitement du paraphimosis. — Faire opérer par un spécialiste la *réduction* du gland ; si elle ne peut avoir lieu, faire pratiquer le débridement de la partie étranglée.

Douleurs urétrales et périurétrales

La blennorrhagie est souvent accompagnée et surtout suivie de douleurs dans le canal, au périnée, au col de la vessie, aux testicules et sur d'autres points de la région génitale. Ces douleurs prennent quelquefois un caractère franchement névralgique. Certains malades présentent, en plus, une sorte de névropathie générale, avec tristesse, préoccupations exagérées de leur mal et tous les signes de l'hypocondrie.

Abcès périurétraux

Cette affection est assez rare ; elle est produite par l'extension de l'inflammation aux tissus qui entourent l'urètre.

Les écarts de régime, la masturbation, le coït, la rupture violente de la corde dans la blennorrhagie *aiguë*, en sont les causes habituelles.

Ces abcès s'observent dans tous les points de la verge. Ils sont surtout fréquents au niveau du frein.

Les symptômes, au début, passent généralement inaperçus et se confondent avec ceux de la chaude-pisse aiguë. Mais, bientôt, survient en un point une douleur fixe, très vive, insupportable à la pression : à ce niveau, on remarque aussi de l'empâtement et une certaine dureté. Au bout de deux ou trois jours, la tuméfaction devient apparente, parfois même il y a de la fluctuation.

Ces abcès, lorsqu'ils siègent au niveau du frein, sont de la grosseur d'une aveline, d'une cerise ou d'un petit pois, situés sur l'un des côtés du frein. Souvent ils sont bilobés et font saillie de chaque côté. A la région spongieuse et au bulbe, ils sont bien plus volumineux et ont une forme généralement arrondie ou aplatie.

Les abcès urétraux ont une grande tendance à s'ouvrir dans le canal, accident sérieux qu'on doit prévenir afin d'éviter des *fistules urinaires*, difficiles à guérir.

Rupture du canal — Hémorragie urétrale

C'est dans les cas de chaudepisse cordée que surviennent les hémorragies. Lorsque les tissus sont aussi tuméfiés, il suffit d'une érection violente, d'un excès de coït ou d'une excitation un peu vive, pour amener la rupture du canal ; mais le plus ordinairement c'est par suite d'une violence exercée volontairement sur la verge, dans le but de rompre la corde, que les hémorragies ont lieu. L'hémorragie qui en est la conséquence est généralement peu grave, elle soulage momentanément et s'arrête d'elle-même ; la petite plaie de l'urètre se cicatrise et tout se borne là. Mais si la déchirure du canal a été très étendue, ou si l'on a affaire à des sujets lymphathiques, ou chloro-anémiques, il peut arriver que l'hémorragie prenne un caractère inquiétant, et que le chirurgien soit obligé d'intervenir. Chez quelques malades, le sang s'accumule dans l'urètre, y forme un caillot, et détermine une rétention d'urine ; dans ce cas, on pratique le cathétérisme avec une sonde ou une bougie flexible. Les hémorragies, suite de la rupture de l'urètre, n'occasionnent ordinairement pas d'autres accidents ; cependant si la déchirure est un peu étendue, si elle comprend toute l'épaisseur du canal, le sang peut s'infiltrer dans le tissu cellulaire de la verge, l'urine même peut y pénétrer, et l'on comprend facilement les conséquences fâcheuses qui peuvent en résulter. Enfin, il faut ajouter encore la production des rétrécissements du canal par suite de la cicatrice de la plaie urétrale ou de l'épanchement plastique qui se fait autour d'elle.

Prostatite

La prostatite est l'inflammation de la prostate, glande située à la partie inférieure du col de la vessie et que traversent le canal de l'urètre et les conduits éjaculateurs.

Elle se manifeste le plus souvent pendant la période aiguë de la blennorrhagie.

Les causes principales de cette affection sont la fatigue, l'excès de marche, l'équitation, l'abus des plaisirs vénériens, la masturbation, les injections caustiques, ou poussées trop profondément dans le canal.

Le malade ressent d'abord au périnée une pesanteur, puis une tuméfaction profonde, sensible à la pression ; viennent ensuite des envies continuelles et douloureuses d'aller à la selle et d'uriner. Quelquefois même la fièvre survient et le gonflement de la prostate peut être tel qu'il détermine une rétention complète d'urine.

Le malade est alors forcé de se mettre au lit et de garder le repos le plus absolu.

Avec un traitement énergique, ces troubles s'amendent bientôt au fur et à mesure de l'amélioration locale.

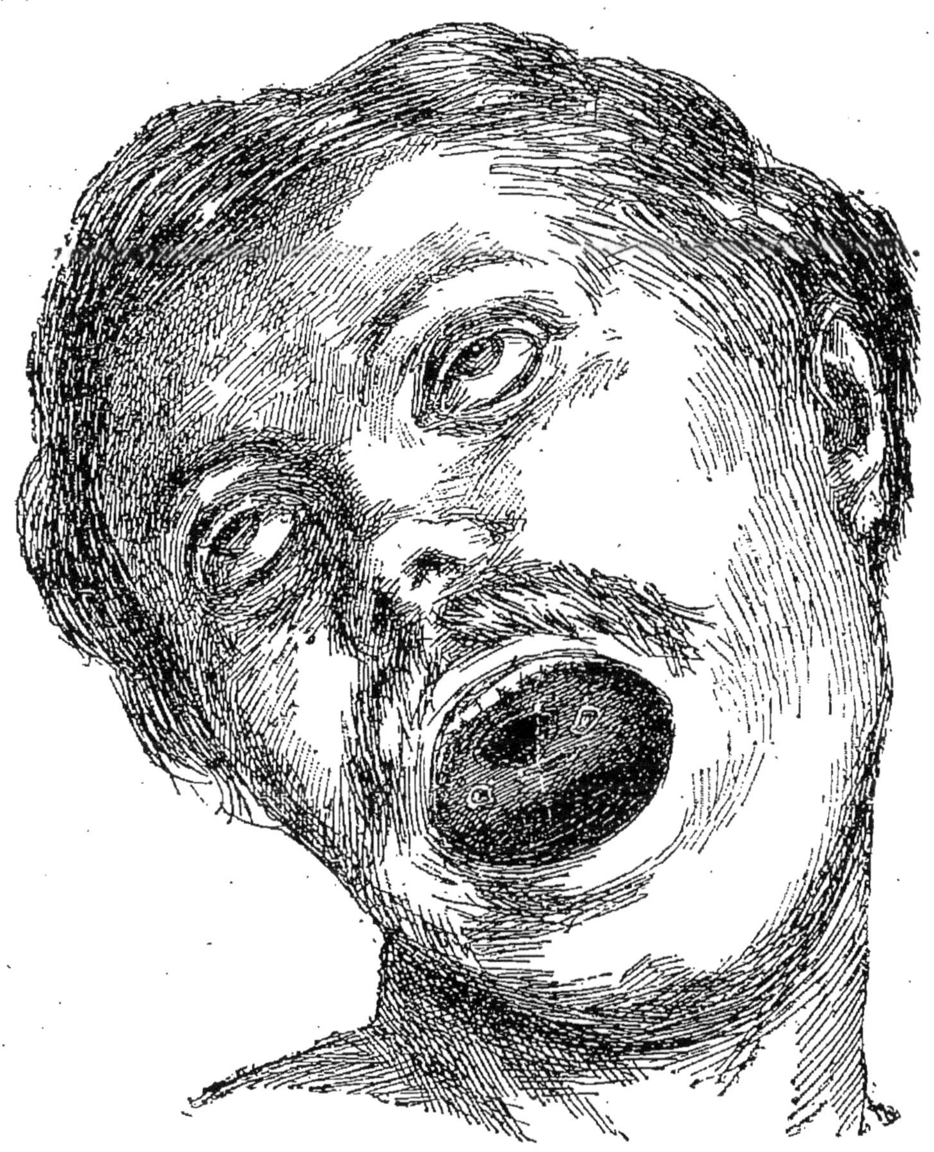

OSTÉITE SYPHILITIQUE DE LA VOUTE PALATINE AVEC ULCÉRATION DU VOILE DU PALAIS

Fig. 13. Suppuration abondante; rien au début dans la phonation. Plus tard, nécrose de la voûte palatine, odeur de macération osseuse prononcée. Chute des portions d'os mortifiés. Communication large de la bouche avec les fosses nasales.

Il y a douze ans, chancre induré, puis accidents secondaires graves: roséole, plaques muqueuses, etc. Pas de traitement suivi autrefois. Pour l'affection actuelle, traitement spécifique. Avulsion des os nécrosés. Guérison avec perte de substance, et plus tard obturateur.

Cystite

La cystite est l'inflammation de la membrane qui tapisse l'intérieur de la vessie ; cette inflammation reconnaît différentes causes : ainsi on l'observe à la suite de blessures à la vessie, après l'application de vésicatoires ; elle est fréquente chez les poitrinaires ; mais la cause la plus ordinaire est cette maladie si bien connue et à laquelle chacun paye ou paiera son tribut, c'est dans le cours d'une blennorrhagie ou après elle que la cystite se déclare.

Un homme est atteint de blennorrhagie, l'écoulement est sinon supprimé, du moins diminué, le malade se croit à la fin de ses maux, il veut se dédommager de la longue abstinence à laquelle l'ordonnance du médecin l'a condamné. Il boit du vin, de la bière, du café, et oubliant peut-être toute prudence, offrira-t-il des hommages à Vénus, oubliant la blessure encore toute saignante qu'il lui doit, mais ces excitations sont passagères et de cruelles douleurs vont bientôt faire expier l'imprudence et le plaisir d'un moment. Jugez-en :

Subitement, le voilà pris d'un besoin fréquent et incessant d'uriner ; à chaque tentative cependant il ne rend que peu d'urine. Dans certains cas, le besoin se répète jusqu'à cinquante fois et plus par jour. Cependant, malgré tous les efforts, l'urine demeure dans la vessie qu'elle gonfle, et qui se présente alors sous la forme d'un globe dur. En même temps le malade ressent une douleur affreuse qui s'étend vers le fondement et jusqu'aux reins, mais c'est surtout au moment où il urine que la douleur est la plus vive, le malade, torturé par la violence du mal, se cramponne à un meuble ; mais ses efforts n'amènent que l'expulsion de quelques gouttes sanglantes et laiteuses. L'urine, aussitôt après avoir été rendue, est légèrement trouble et rougeâtre, mais devient rapidement trouble et répand une odeur désagréable : laissez-la reposer, et vous verrez au fond du verre un dépôt nuageux tellement épais que dans certains cas l'urine ne forme qu'une couche légère au-dessus de lui. L'état général du malade se ressent de ces symptômes dans les cas graves, il éprouve une fièvre ardente et est en proie à une agitation extrême, couvert de sueurs, tout le corps exhale l'odeur de l'urine ; dans certains cas, on observe des nausées et des vomissements.

La gravité de la cystite n'est pas la même dans tous les cas ; elle se termine souvent par la disparition graduelle de la douleur et par le retour à la santé, mais dans d'autres cas moins heureux, que l'on observe surtout chez les vieillards et chez les femmes, les urines renferment du pus, l'état général s'aggrave et le malade est enlevé rapidement.

La ténacité de la cystite est extrême et si le malade n'y porte pas remède, elle occasionne des troubles organiques qui empoisonnent toute son existence. Si chaque cas ne présente pas le cortège de symptômes que je viens de décrire, si la douleur, si le retentissement sur l'organisme sont moins violents chez beaucoup de sujets, il ne faut pas cependant qu'ils perdent de vue qu'ils sont exposés à en ressentir tous les effets par suite du moindre écart de régime, de la moindre fatigue. Il faut qu'ils sachent que, même bénigne en apparence, la cystite conduit par la chronicité à des complications graves et sérieuses.

ORCHITE BLENNORRHAGIQUE

On donne le nom d'*orchite* (épididymite, chaude-pisse tombée dans les bourses, etc.) à l'inflammation du testicule.

C'est ordinairement vers le déclin de la blennorrhagie, alors que l'écoulement est peu abondant, que l'orchite se montre. Elle apparaît rarement pendant les premiers jours, plus rarement encore lorsque l'écoulement a complètement cessé.

La blennorrhagie est la cause première de l'orchite, qui n'apparaît ordinairement que lorsque l'affection s'est étendue aux parties postérieures de l'urètre, ce qui explique parfaitement pourquoi cet accident ne se montre en général qu'à une époque avancée de la maladie ; on sait, en effet, que dans la grande majorité des cas, la blennorrhagie débute par l'extrémité antérieure du canal pour gagner de là les régions plus profondément atteintes.

On a accusé les antiblennorrhagiques, les injections d'amener cette inflammation : c'est à tort, suivant nous, et s'il est vrai que ces médicaments, employés d'une façon intempestive, puissent avoir une certaine action sur le développement de l'affection, ils s'opposent le plus souvent à son apparition, puisqu'ils guérissent, administrés en temps opportun, l'écoulement, cause première de sa production. L'orchite peut se montrer chez les malades qui se soumettent aux règles hygiéniques les mieux entendues, mais il faut avouer qu'elle est beaucoup plus fréquente chez ceux qui n'observent aucune hygiène, font des excès, de longues courses, des exercices fatigants, chez ceux encore qui, tout en ne se livrant pas au coït, ne s'éloignent pas cependant complètement des femmes.

Il n'y a ordinairement qu'un testicule de malade, mais il n'est pas rare de voir le second se prendre plus tard ; dans ce cas, l'inflammation peut disparaître dans le premier, quelquefois pour y revenir un peu plus tard.

L'orchite est-elle plus fréquente à gauche qu'à droite ? Les statistiques prouvent que l'orchite droite est plus fréquente que l'orchite gauche. Quant à l'orchite double, elle est à l'orchite simple comme 1 est à 20.

L'orchite a quelquefois un début brusque, le malade sent tout à coup une douleur violente au niveau du testicule, le gonflement de l'organe suit de près ce premier symptôme, et la maladie arrive bientôt à son summum d'intensité.

Le plus souvent, il existe pendant quelques jours des signes précurseurs : ce sont des douleurs vagues dans l'aine, au périnée, un sentiment de pesanteur dans le testicule : d'autres fois, des envies fréquentes d'uriner ; plus rarement des phénomènes généraux, du malaise, de la fièvre, des frissons.

Quel que soit le début, au bout de quelques jours, la maladie se confirme, et on constate tous les caractères d'une inflammation plus ou moins vive. A la région des bourses, on trouve une tumeur dont le volume est variable, chaude, rouge, tendue, douloureuse à la moindre pression. Cette tumeur est formée par les différentes parties qui entrent dans la composition de l'organe séminal.

Le testicule est augmenté de volume, mais les deux éléments qui le composent prennent une part fort différente au gonflement. L'épididyme a doublé et même triplé, et forme à lui seul la plus grande partie de la tumeur dans l'immense majorité des cas ; aussi quelques auteurs ont-ils proposé de donner à l'orchite blennorrhagique le nom d'*épididymite*. Cet organe est facile à reconnaître, il est placé au-dessus et en arrière du testicule, qu'il coiffe à la manière d'un cimier de casque ; un sillon facile à trouver établit entre lui et le testicule une ligne de démarcation bien tranchée. Le testicule participe dans des limites bien restreintes au volume de la tumeur, au moins dans la généralité des cas. Il peut rester même entièrement sain ; cependant le plus souvent il est également u peu enflammé et, par conséquent, augmente dan une certaine proportion les dimensions de la tumeur

Dans quelques cas exceptionnels, la substance tes ticulaire est le siège principal de l'inflammation, e alors la tumeur a la forme du testicule, elle est ovoïde fait saillie en avant. Cette variété est beaucoup plu douloureuse que la précédente et s'accompagne asse souvent de symptômes généraux graves.

L'inflammation envahit le cordon dans beaucou de cas ; alors son volume est augmenté, il est doulou reux à la pression, s'étend de la queue de l'épididym jusque dans l'aine sous forme d'une saillie oblongu constituée par le canal déférent et les autres élément du cordon réunis entre eux par le tissu cellulaire en

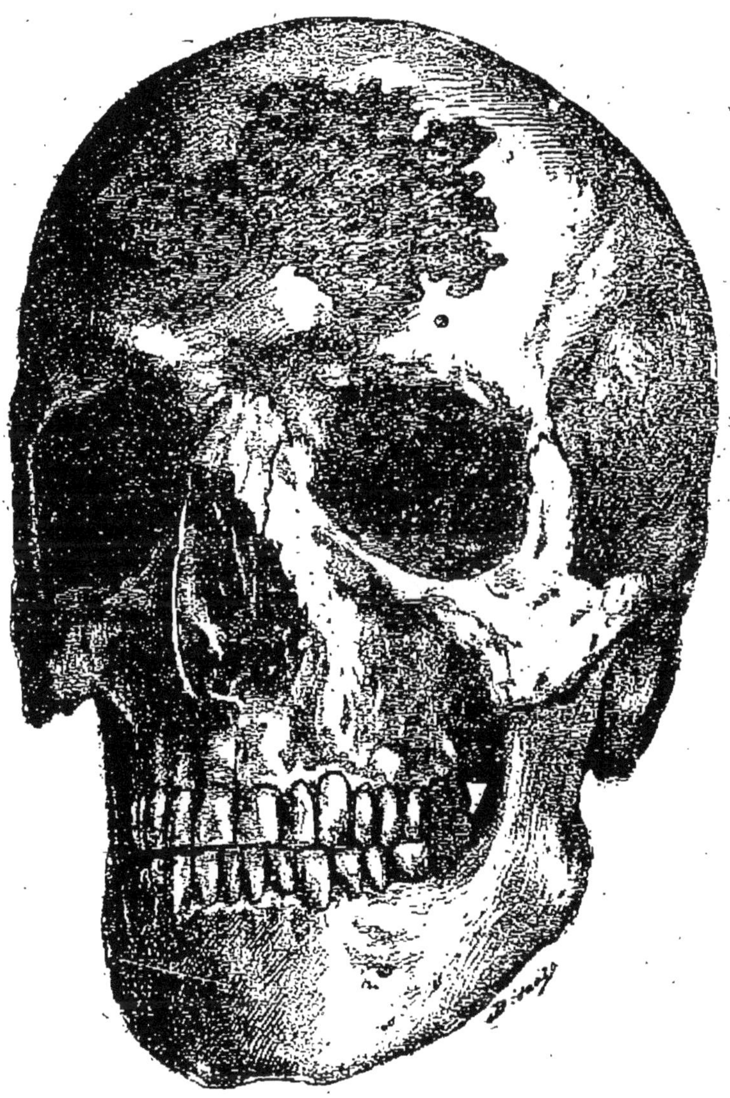

Fig. 14. Carie syphilitique du frontal

flammé; cette saillie est dure, résistante, douloureuse; elle traverse le canal inguinal et va se perdre dans l'intérieur du bassin.

Ces différentes parties sont recouvertes par la peau qui est tendue, lisse, d'un rouge vif, douloureuse au moindre attouchement. En même temps, il y a retentissement général sur l'économie; il y a de la fièvre, de la chaleur à la peau, perte de l'appétit, de la constipation, de l'ardeur en urinant, quelquefois des vomissements. Lorsque la maladie affecte surtout le tissu du testicule, ces symptômes prennent parfois une grande intensité; il s'y joint du délire, de l'anxiété, du refroidissement de la peau, en un mot, tous les symptômes d'un état assez grave,

Dans la forme bénigne, la maladie arrive à son apogée dès le troisième jour, et se termine vers le sixième ou le huitième. Pour peu que l'inflammation ait d'intensité, la durée est plus longue, les symptômes augmentent graduellement jusqu'à la fin de la première semaine, puis l'affection reste stationnaire pendant quelques jours; ils diminuent ensuite peu à peu, pour se terminer du vingt au vingt-cinquième jour.

Souvent, après la cessation de tous les symptômes, on peut dire après la guérison de la maladie, il reste, au niveau de l'épididymite, un engorgement, une dureté remarquable qui persiste souvent pendant plusieurs mois et même pendant plusieurs années. Cet engorgement de l'épididyme peut-il empêcher la sécrétion du sperme, et par conséquent s'opposer à la fécondation, lorsqu'il existe dans les deux testicules? Cette conséquence est possible, d'après la remarque de bons observateurs: aussi doit-on chercher, par tous les moyens possibles, à obtenir la résorption de cet engorgement.

L'orchite se termine aussi par suppuration. Ce mode de terminaison tient à un vice de la constitution, et en particulier à la disposition tuberculeuse.

L'orchite, dans la grande majorité des cas, ne présente aucune gravité. Cependant les récidives sont assez fréquentes, et elles compromettent parfois les fonctions de l'organe en amenant son atrophie.

L'orchite pouvant amener des désordres de cette importance, il est clair qu'il serait imprudent d'abandonner la maladie à sa marche naturelle. Avec mon traitement par la compression, elle guérit sûrement et sans douleur, ni complication. Pendant tout le temps de sa durée, le malade continue à vaquer à ses occupations habituelles.

Arthrite ou rhumatisme blennorrhagique

Cette affection, comme l'orchite, apparaît surtout au déclin de la blennorrhagie. Elle atteint principalement l'articulation du genou.

Dans le rhumatisme blennorrhagique, le tempérament joue un grand rôle comme prédisposition. Tout individu qui, dans le cours d'une blennorrhagie, aura été atteint d'arthrite, verra cette affection réapparaître à chaque blennorrhagie qu'il contractera.

Cette affection se rencontre surtout chez l'homme

Les symptômes sont les suivants :

Douleur dans l'articulation atteinte ;

Gonflement dû à un épanchement dans la synoviale;

Peu de réaction fébrile.

La terminaison de cette malaeie est souvent heureuse : cependant, à moins d'une grande rapidité d'évolution et d'une résolution complète des produits inflammatoires exsudés à la surface des membranes, l'articulation reste toujours plus ou moins compromise, depuis la simple roideur qui cède à un traitement local, jusqu'à l'ankylose complète, c'est dire que le traitement doit être des plus énergiques.

Iritis blennorrhagique

C'est une inflammation des membranes profondes de l'œil qui accompagne quelquefois l'arthrite et la blennorrhagie.

DE LA BLENNORRHAGIE CHEZ LA FEMME

Chez la femme, la blennorrhagie peut être : *vulvaire, vaginale, utérine* et *urétrale*.

Blennorrhagie vulvaire. — Les principales causes de cette inflammation sont : la malpropreté, l'onanisme, l'abus des rapports sexuels, la fatigue, la grossesse, la disproportion des organes.

Les symptômes consistent en un gonflement, de la rougeur, de la sécheresse : la muqueuse est luisante, il se produit un chatouillement, puis une cuisson violente ; enfin, il y a douleur à la pression, en s'asseyant, en marchant et par le contact de l'urine. Survient ensuite un écoulement d'un liquide jaunâtre, purulent, âcre, qui rend la muqueuse rougeâtre et produit des excoriations.

Cette blennorrhagie guérit facilement, néanmoins elle passe quelquefois à l'état chronique : on l'a comparée à la goutte militaire de l'homme.

La blennorrhagie vulvaire se complique quelquefois d'un gonflement des lèvres, d'un engorgement des ganglions de l'aine et surtout de l'inflammation de la glande vulvo-vaginale (glande située sur les limites de la vulve et du vagin).

Blennorrhagie vaginale. — Elle a pour symptômes locaux un sentiment de chaleur, de cuisson, un écoulement muco-purulent. La chaleur, la cuisson, la brûlure sont surtout marquées après la marche à cause du frottement. Il y a alors des douleurs qui s'irradient dans les aines, les cuisses et le ventre. Les ganglions de l'aine peuvent même se tuméfier.

Cette blennorrhagie a une grande tendance à s'étendre. Du vagin, elle se propage facilement au col de l'utérus, à la vulve et à l'urètre.

Enfin, elle peut passer à l'état chronique.

Blennorrhagie utérine. — Tantôt elle affecte la muqueuse du col, tantôt celle qui tapisse son intérieur.

L'écoulement est abondant ; il y a de la fièvre, des douleurs de reins, des irrégularités de menstruation. Elle n'est pas cependant une cause de souffrance pour les femmes dans le coït ; au contraire, beaucoup de femmes sont portées à rechercher les rapprochements sexuels, elles ignorent la nature de leur mal, qu'elles confondent avec des flueurs blanches, et c'est ainsi qu'elles transmettent une maladie qu'elles ne croient pas avoir.

La blennorrhagie interne peut se compliquer de métrite, d'ovarite, de pelvipéritonite, d'inflammation des trompes, etc.

Blennorrhagie urétrale. — L'urétrite constitue l'écoulement le plus rare.

Cette affection apparaît du troisième au huitième jour, après un contact suspect. Au début, il y a douleur dans le canal et prurit ; l'urine est chaude, puis brûlante ; bientôt surviennent des besoins fréquents d'uriner, le ténesme vésical et la douleur au toucher.

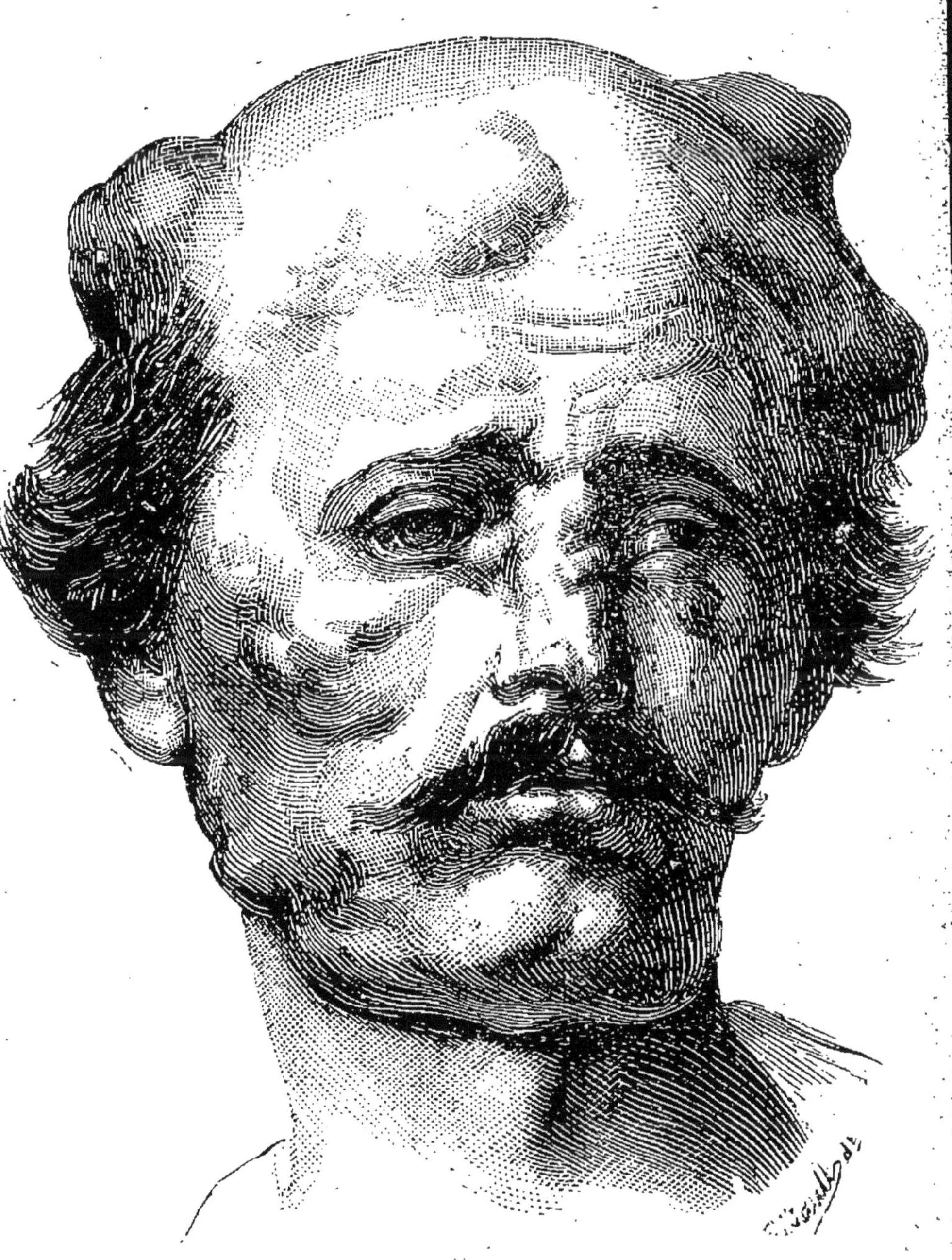

Fig. 15. Exostoses syphilitiques du crâne

La marche de cette maladie est aiguë ou chronique : habituellement elle est d'une durée moindre que chez l'homme.

L'urétrite de la femme se complique souvent de cystite à cause de la brièveté du canal. Rarement il y a accompagnement d'engorgement des ganglions de l'aine, d'abcès ou d'arthrite ; les végétations, au contraire, sont très communes.

Blennorrhagies extragénitales

BLENNORRHAGIE ANALE

Le véritable écoulement blennorrhagique de l'anus, chez l'homme, est assez rare.

Il est plus fréquent chez la femme. A cela il y a deux raisons : la première, c'est que la sodomie s'exerce plus souvent d'homme à femme ; la seconde, c'est qu'il existe entre les orifices vulvaire et anal des rapports de voisinage qui rendent les inoculations de la blennorrhagie génitale à l'anus plus faciles chez la femme que chez l'homme.

Cependant, on a rencontré quelquefois la blennorrhagie anale chez les hommes et chez les enfants, surtout à la suite de manœuvres pédérastiques. Tardieu a pu une fois prendre ainsi dire la contagion sur le fait en constatant une blennorrhagie anale chez un pédéraste qui avait eu des relations notoires avec un autre individu atteint de blennorrhagie urétrale inoculée accidentellement à l'anus (1). Il s'agissait d'un malade qui avait l'habitude, pour vaincre une constipation habituelle, d'introduire son doigt

(1) Dict. des sciences médicales. — Anus.

dans le fondement chaque fois qu'il allait à la selle, et c'est ainsi qu'il avait porté le muco-pus blennorrhagique de l'urètre à l'anus. Ce transport de la maladie s'opère pour ainsi dire tout naturellement, par simple déclivité chez la femme, et il faut de sa part de grands soins de propreté pour l'éviter. Néanmoins la muqueuse anale est peu sensible au contact du principe contagieux de la blennorrhagie.

Les premiers symptômes sont des démangeaisons et de la chaleur à l'anus, une douleur très vive avec sensation de brûlure, de déchirure au moment de la défécation.

L'écoulement est abondant, épais, jaune-verdâtre ; il est très âcre, et il détermine habituellement de la rougeur sur la peau de la rainure interfessière, avec cuisson, et tous les symptômes d'un intertrigo.

Si on a affaire à des individus adonnés aux habitudes sodomiques, on trouvera en même temps l'état particulier des fesses, la déformation en entonnoir de l'anus, et au lieu d'une contraction énergique, un certain degré de relâchement des sphincters, et l'effacement plus ou moins complet des plis radiés, indiqués comme signes de la pédérastie passive. La blennorrhagie anale n'est pas grave. Elle cède vite aux moyens directs et ne passe à l'état chronique que chez les personnes qui, redevables de la maladie à des rapports antiphysiques, continuent à se livrer à leurs habitudes dépravées.

RLENNORRHAGIE BUCCALE

Les cas de blennorrhagie de la bouche sont excessivement rares. On en cite cependant quelques cas.

Baumès raconte qu'un ouvrier vint le consulter dans l'état suivant : il avait la moitié gauche de la lèvre inférieure engorgée, rouge, brûlante, douloureuse, et la muqueuse offrait plusieurs granulations blanchâtres avec un très léger suintement, comme purulent. Cette muqueuse avait absolument l'aspect qu'offre quelquefois la muqueuse du col de l'utérus dans la blennorrhagie de la femme. La maladie s'était développée chez lui à la suite de baisers prodigués sur la vulve d'une femme, qu'il avait su depuis être atteinte de blennorrhagie.

Rodet dit avoir observé sept ou huit fois la blennorrhagie buccale chez des individus qui n'hésitaient pas du reste à l'attribuer à des rapprochements anormaux, c'est à dire au contact de la bouche et de la vulve.

Voilà tout ce qu'on sait sur la blennorrhagie de la bouche.

BLENNORRHAGIE AURICULAIRE ET BLENNORRHAGIE NASALE

Quelques auteurs ont encore décrit une blennorrhagie des muqueuses de l'oreille et du nez (blennorrhagie auriculaire, blennorrhagie nasale). Mais les cas en sont si douteux que nous ne nous y arrêterons pas et que nous passerons à l'étude de blennorrhagie de la muqueuse de la conjonctive, blennorrhagie conjonctivale ou ophthalmie blennorrhagique, qui est de beaucoup la plus fréquente de toutes les blennorrhagies extragénitales.

Ophthalmie blennorrhagique

Cette affection est très grave et compromet l'œil si l'on n'agit pas promptement et énergiquement.

La cause de la conjonctivite blennorrhagique est le dépôt sur la muqueuse oculaire du pus blennorrhagique avec les doigts ou un linge souillés de cette matière contagieuse.

Les exemples de cette auto-contagion sont nombreux.

Cullerier, dans ses leçons, en rapporte une observation très concluante. « Un malade, écrit-il, qui a séjourné longtemps dans mes salles, entre pour une blennorrhagie, il avait un œil d'émail ; un de ses yeux, en effet, avait été perdu dans son tout jeune âge, je ne sais par suite de quelle affection ; il ôtait cet œil artificiel chaque soir et le mettait dans un verre d'eau qui lui servait à laver sa verge. Tout à coup il est pris d'un inflammation très intense du moignon de son œil et de toute la membrane qui tapissait l'orbite, avec écoulement jaune verdâtre et douleurs affreuses. On en cherchait la cause, quand il nous donna les renseignements précédents. Ce fait m'ayant frappé, j'en parlai à Ricord, qui me dit en avoir observé un cas semblable. »

Jarjava y a cité un fait analogue, qui s'est passé dans son service à l'hôpital Saint-Antoine, et qui n'est pas moins significatif. « Un garçon de vingt et un ans, écrit-il, douze jours après un coït suspect, fut atteint d'une blennorrhagie qui persista pendant deux mois. Vers la fin de son traitement, alors que l'écoulement était notablement diminué, le malade se heurta contre un obstacle qui l'atteignit au sourcil gauche, où il y eut une ecchymose étendue. Sur les conseils de ses amis, il se lava les yeux avec ses urines. La nuit même qui suivit cette tentative, les douleurs violentes de l'ophthalmie purulente apparurent. Trois jours après, le jeune homme entrait à l'hôpital avec un écoulement purulent des paupières, une kératite superficielle avec menace de ramollissement de la cornée. Pendant un mois, le malade fut soumis à un traitement par les collyres et les cautérisations au nitrate d'argent, et il sortit en voie de guérison, ne portant qu'une opacité légère de la cornée et guéri de sa blennorrhagie. »

Pour que la contagion ait lieu, il suffit donc que du pus urétral soit mis en contact avec la muqueuse de l'œil.

Le contact peut avoir lieu de différentes manières : tantôt le pus est porté aux yeux par les doigts du malade ; tantôt c'est par l'urine qui a pu jaillir dans l'œil. D'autres fois, ce sont des linges souillés de pus.

La contagion peut encore s'étendre de l'œil malade à l'œil sain, et enfin à d'autres personnes.

L'affection marche avec une intensité et une rapidité remarquables. Le malade se plaint d'abord d'une chaleur et d'une démangeaison avec sensation d'un corps étranger. Les paupières sont collées. La rougeur apparaît bientôt sur la conjonctive et gagne le globle oculaire.

Un gonflement considérable survient, dans lequel on voit la cornée au fond d'une cavité. La paupière supérieure, énormément distendue par le pus, recouvre l'inférieure. L'écoulement a une apparence purulente ; il est semblable à l'écoulement urétral, tache le linge comme lui et coule sur la joue qu'il excorie. C'est alors que la cornée est menacée, et même se trouve quelquefois détruite en quelques heures en partie ou en totalité.

Ces accidents marchent en effet, dans certains cas, avec une telle rapidité que quelques heures suffisent pour amener la perte de l'œil.

Arrivée à ce summum, ou même plus tôt, la maladie s'arrête, et que l'œil soit ou non sacrifié, un travail de résolution s'établit.

Lorsque débute la maladie, la douleur est peu intense ; mais bientôt elle se fixe dans l'orbite, puis elle envahit le front, les tempes, les dents ; elle peut s'étendre à toute la tête, que traversent des élancements atroces. Il survient alors de la fièvre, de l'insomnie et même du délire.

Un caractère remarquable de cet état, c'est la grande préoccupation des malades, le triste pressentiment de la perte de l'œil.

La maladie se termine de différentes manières : rarement elle disparaît sans laisser de traces. Dans les cas malheureux, l'œil complètement vidé s'atrophie ; d'autres fois il se forme des adhérences de l'iris, des hernies de cette membrane, etc. Cependant, il y a aussi des cas où la vision se rétablit d'une manière tolérable.

Le pronostic est donc très grave : aussi le traitement doit-il être appliqué hâtivement et avec énergie.

LE CHANCRE MOU NON INFECTANT

Le chancre mou ne donne pas la vérole.

C'est une affection locale qui cependant est suivie quelquefois de complications assez graves, telles que le phagédénisme (*chancre rongeant*) et la suppuration des ganglions de l'aine (*bubons, poulains.*)

Le chancre simple est plus commun, comme le fait observer Fournier, dans la basse classe que dans les classes élevées de la société.

« Les gens du peuple vont gagner leurs chancres « dans les maisons de tolérance de bas étage, mai- « sons peuplées surtout de vieilles prostituées, syphi- « litiques émérites, à l'épreuve de la syphilis et ne « pouvant plus guère transmettre que le chancre sim- « ple ou la blennorrhagie.

« Dans les classes élevées, au contraire, on recher- « che surtout les femmes qui se livrent à la prosti- « tution clandestine. Or, ces femmes, jeunes pour le « plus grand nombre, et non soumises aux visites « réglementaires, sont fréquemment atteintes soit de « chancres indurés, soit d'accidents secondaires con- « gieux. »

Il est quelquefois très difficile de distinguer le chancre simple du chancre induré. Or, un caractère spécial au chancre simple et qui lèvera toute espèce

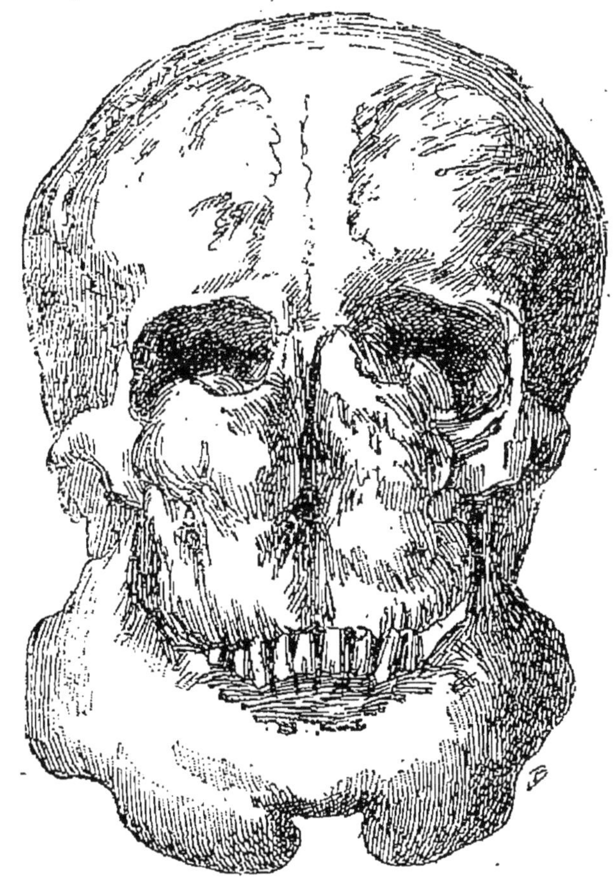

Fig. 16. Exostoses syphilitiques des os de la face
et des maxillaires inférieurs

de doute sur sa nature, c'est qu'il peut être inoculé sur l'individu qui le porte. Ainsi, que l'on prenne avec une lancette du pus de chancre mou sur la verge d'un malade et que l'on fasse une piqûre à la cuisse de ce même malade, il se produira sous cette piqûre un nouveau chancre mou. C'est ce qui n'a pas lieu avec le chancre induré.

Aspect du chancre mou. — C'est un ulcère arrondi, à bords taillés à pic et décollés, et à fond grisâtre ; il est entouré d'une auréole et recouvert d'un détritus de même couleur. Sa dimension varie depuis celle d'une pièce de vingt centimes jusqu'à celle d'un franc : rarement il est unique, ordinairement ils se présentent au nombre de deux, trois, quatre et davantage, ayant tous une grande tendance à s'étendre. Ce chancre est mou à sa base ; quelquefois il est empâté mais non induré.

Il ne se développe jamais spontanément ; il est toujours le résultat d'une contagion. Souvent il s'inocule autour de lui.

Il apparaît deux ou trois jours après le contact impur, et débute toujours par un petit bouton pustuleux qui bientôt s'ulcère, s'étend en surface et en profondeur pendant vingt à vingt-cinq jours, puis tend à la cicatrisation.

Au début, il peut être confondu :

1° Avec une écorchure, avec cette différence que l'écorchure se montre immédiatement après le coït, et se guérit en quelques jours, tandis que le chancre, comme nous l'avons dit, ne paraît et guérit que plus tard ;

2° Avec l'herpès. Les bords que présentent cette

ulcération sont plus profonds, non taillés à pic et festonnés. De plus l'herpès ne se creuse pas, son fond est rouge et lisse, et la cicatrisation a lieu en huit jours ;

3° Avec le *chancre infectant ou induré* : il s'en différencie par son début qui n'a lieu que quinze à vingt-cinq jours après le coït impur, et surtout par l'induration de la base.

La forme arrondie du chancre mou peut être modifiée par son siège.

Chez l'homme. — Le chancre peut siéger :

1° Sur la rainure du gland : — c'est le type ;

2° Sur le filet ou frein : — alors il est allongé et ressemble au début à une écorchure ;

3° Sur le limbe du prépuce et à l'anus.

Il se montre rarement à la face.

Chez la femme. — Le chancre peut siéger sur les parties internes des grandes et des petites lèvres, au clitoris, à la fourchette, et au périnée.

Le chancre simple est une lésion bien moins grave que l'ulcère infectant, puisqu'il annonce toujours une affection locale qui, dans aucun cas, n'infectera l'économie ; mais, d'un autre côté, il entraîne parfois des désordres locaux plus ou moins redoutables, il présente une grande tendance à s'étendre, à se multiplier, à produire des bubons, il est souvent le siège de complications, telles que l'inflammation, la gangrène, la diphtérite et surtout le phagédénisme (chancre rongeur).

Le pronostic varie avec le siège où se montre la lésion ; il est d'autant plus grave que l'ulcère occupe une région sur laquelle les applications topiques sont moins faciles à faire ; ainsi les chancres du gland guérissent plus vite et plus facilement que les chancres de l'urètre ; de même ceux du limbe, exposés à des déchirures continuelles, sont plus graves que ceux de la muqueuse préputiale. Le chancre du frein a une durée très longue pour les mêmes raisons.

L'étendue de la plaie, les complications, les décollements, aggravent également le pronostic.

La cautérisation forme la base du traitement du chancre simple : j'emploie dans ce but les topiques spéciaux dont la thérapeutique des maladies vénériennes s'est enrichie depuis quelques années, à la suite de recherches minutieuses et probantes.

BUBONS OU POULAINS

Le bubon, vulgairement appelé *poulain*, est constué par l'engorgement et l'inflammation des ganglions situés dans l'aine. Ces ganglions sont de petites glandes au nombre de dix ou douze, situées sous la peau, à la région du pli de l'aine, et ayant le volume d'un pois; mais quand un de ces organes est atteint d'inflammation, le volume peut arriver à être celui d'un œuf de pigeon, de poule ou de dinde.

Les causes de cette affection résident dans l'inflammation qui a envahi la verge, les bourses ou les testicules ; cette inflammation se propage par l'intermédiaire des vaisseaux lymphatiques, jusqu'aux glandes du pli de l'aine, dont elles sont l'aboutissant, et pour ainsi dire le réservoir.

Le bubon peut être simple ou double, selon qu'il occupe l'aine d'un côté ou les deux aines.

C'est une complication très fréquente de la chaudepisse ou du chancre.

Le bubon se développe communément une semaine ou deux après le développement du chancre ou de la blennorrhagie. Il se manifeste sous la forme d'une tumeur qui paraît occuper tantôt les ganglions superficiels, plus fréquemment les ganglions profonds de l'aine. Cette tumeur acquiert bientôt, comme nous l'avons dit, un volume plus ou moins considérable. Elle suit souvent une marche aiguë (bubon phlegmo-

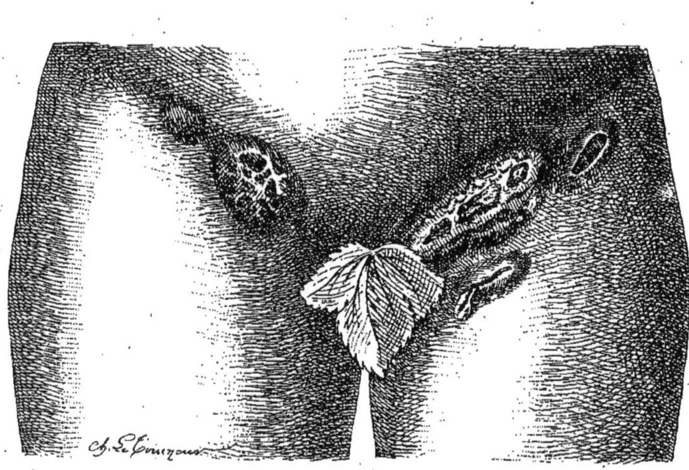

Fig. 17. Bubons chancreux suppurés

neux) ; d'autres fois, elle se développe lentement, presque sans douleur, et peut alors rester longtemps tout à fait stationnaire.

Dans les bubons phlegmoneux, plusieurs ganglions sont, d'ordinaire, affectés simultanément ; l'inflammation se propage, en outre, au tissu cellulaire environnant; les douleurs sont vives. L'inflammation peut encore guérir sans suppurer ; mais le plus souvent, du pus se forme dans une partie ou dans la totalité de la tumeur, surtout quand les ganglions superficiels sont atteints.

L'abcès finit alors par se vider au dehors.

Pour prévenir les bubons, les malades qui ont sujet de les craindre, c'est-à-dire ceux qui ont des chancres ou la chaudepisse, doivent garder le repos le plus complet possible et éviter toute cause d'agitation. Une fois le bubon en voie de formation, recourir à mes topiques fondants, qui, aidés de la chaleur locale entretenue par des coussinets de ouate, font résorber le mal.

VÉGÉTATIONS

FRAISES, CHOUX-FLEURS, ETC.

Les végétations, que leur aspect tout spécial a fait nommer *poireaux, choux-fleurs, crêtes de coq*, etc., sont de petites tumeurs dont la surface est sillonnée de lobules qui semblent la diviser.

Elles affectent de se montrer aux parties génitales.

Chez l'homme, elles apparaissent le plus souvent à la surface du gland, principalement à la rainure.

Chez la femme, elles attaquent de préférence les grandes et petites lèvres.

Les végétations se développent par suite de la malpropreté, et, en général, de toute cause irritante sur les parties génitales, ce qui a lieu par le contact prolongé d'une suppuration syphilitique ou non.

Elles se montrent très souvent aussi chez les femmes enceintes qui ont des flueurs blanches, et, dans ce cas, elles acquièrent des dimensions telles que la parturition peut en être gênée.

Ces végétations, qui parfois atteignent un développement énorme, sécrètent un liquide dont l'odeur est tout à fait repoussante. Si les végétations résultaient de la cicatrice d'un chancre infectant, ou se produisaient sur des plaques muqueuses, cette sécrétion pourrait être contagieuse.

Les végétations affectent diverses formes : les unes, de la grosseur d'un grain de millet, sont de la couleur de la muqueuse ou d'un rouge un peu plus vif. Les autres (crêtes de coq), sont constituées par des prolongements de la muqueuse, aplatis, dont l'un des bords est adhérent et l'autre libre. Le bord libre est frangé, dentelé. Ces sortes d'excroissances, tantôt lisses, tantôt sèches, tantôt spongieuses et sécrétantes, d'une coloration plus ou moins rouge, offrent la plus grande ressemblance avec les véritables crêtes des gallinacées.

Dans une autre variété, les végétations sont pédiculées. Le type de ces végétations pédiculées est le poireau ; c'est le plus souvent une excroissance filiforme, arrondie, de 2 à 3 millimètres de longueur, dont l'extrémité libre est plus volumineuse que le corps. La coloration du poireau est toujours assez pâle.

On peut ranger dans une autre catégorie les fraises, les framboises, les mûres, les fics, les verrues, les thyms, les groseilles.

Les fraises, les framboises, les mûres ont à peu près la même conformation et ne diffèrent que par leur couleur, d'un rouge plus vif que les fraises, d'un rouge plus foncé pour les framboises et les mûres.

Ces sortes de végétations ont la forme des fruits dont les noms servent à les désigner ; ce sont des amas de granulations séparées par des rainures plus marquées dans les mûres et les framboises que dans les fraises.

Les végétations qui affectent les mêmes formes que les fraises, les framboises et les mûres, mais qui sont lisses et arrondies, prennent le nom de groseilles.

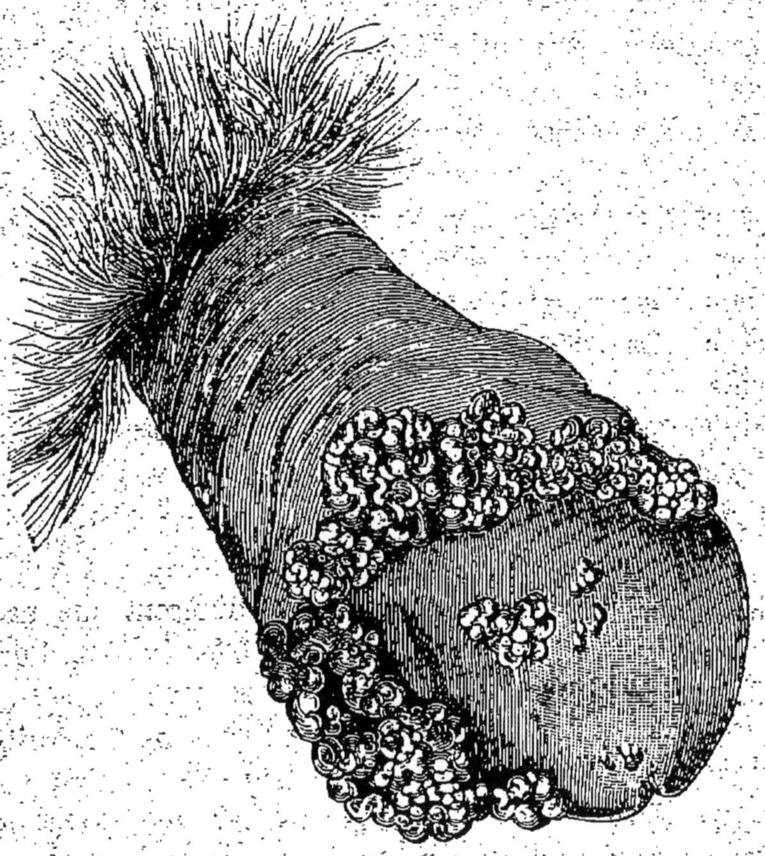

Fig. 18. Végétations de la base du gland (crêtes de coq)

Les fics ou marisques ont l'apparence des figues ouvertes, d'une coloration violacée ; leur surface est unie ; quelquefois elles sont marquées de sillons longitudinaux peu profonds, partant de la base, presque toujours pédiculée, de l'excroissance.

Les verrues ou végétations verrucoïdes des muqueuses sont dures, tuberculeuses, fendillées, de couleur pâle, presque cendrée.

Elles sont, le plus souvent, indolentes, mais quelquefois aussi fort douloureuses lorsqu'elles sont comprimées. Le thym peut être rattaché à cette variété ; c'est une saillie verruqueuse, ordinairement pédiculée, rougeâtre, fendillée, qui s'excorie et saigne très facilement.

D'autres végétations sont dites *composées*. Le type le plus fréquent et le plus caractéristique de cette variété est le choufleur, qui se compose de divers embranchements partant d'une même tige. Chacun de ces embranchements est terminé par un amas de granulations d'un rouge pâle.

Les végétations ne constituent jamais une affection essentiellement grave. Elles ne présentent de gravité sérieuse que lorsqu'elles occupent certaines régions : ainsi, celles qui se développent dans le canal de l'urètre sont souvent rebelles, pendant longtemps, au traitement destiné à les détruire, et leur présence peut provoquer des accidents de diverse nature. Chez certains individus, quelle que soit du reste la région où elles se manifestent, elles pullulent avec une ténacité déplorable, et ce n'est qu'au bout d'un certain temps qu'on arrive à en triompher complètement et à empêcher leur reproduction.

Le seul traitement indiqué pour les végétations c'est de les détruire : j'emploie généralement les topiques, et dans les cas d'une certaine gravité, la cautérisation ou l'excision.

HERPÈS GÉNITAL

Pour être complet, nous consacrons un chapitre à cette affection, qui inquiète souvent les malades, et qui cependant n'est pas grave.

L'herpès génital s'observe chez l'hómme et chez la femme.

Chez *l'homme*, l'herpès génital se montre ordinairement sur le prépuce, le sillon balano-préputial, plus rarement sur le gland et la peau de la verge. L'éruption est précédée d'une sensation particulière de cuisson, de démangeaison : au bout de deux ou trois jours l'éruption apparaît et la démangeaison cesse. Cette éruption est constituée par des groupes de vésicules reposant sur une base enflammée ; par suite des frottements du prépuce sur le gland et de l'humidité continuelle de la région, ces vésicules se détruisent rapidement et laissent à leur place une érosion.

Chez *la femme*, l'herpès occupe les organes génitaux externes et les organes génitaux internes.

L'*herpès vulvaire* apparaît sous forme de quelques vésicules disséminées ou groupées en petit nombre qui siègent sur les grandes lèvres, à la face interne de celles-ci, sur les petites lèvres et à la région clitoridienne. Quand l'éruption siège au niveau du méat, elle détermine de fréquentes envies d'uriner.

L'herpès des organes génitaux internes est beaucoup moins fréquent. Chose à remarquer, le vagin est presque toujours épargné par l'herpès. L'herpès du col utérin est, au contraire, assez ordinaire. A côté des herpès génitaux proprement dits, il faut encore citer l'*herpès périnéal* et l'*herpès périanal*.

Dans les deux sexes, l'herpès est sujet à récidiver : dans ce cas, il porte le nom d'*herpès récidivant génital ;* son mode d'éruption ne diffère pas de celui que nous avons décrit. C'est chez l'homme qu'il s'observe surtout. Après quelques jours de phénomènes prémonitoires, caractérisés par des cuissons, de la démangeaison, parfois de la véritable névralgie, l'éruption apparaît ; c'est surtout sur le prépuce et le gland qu'elle survient. Ce qui caractérise cette variété d'herpès, c'est la série d'éruption qui succède ordinairement à la première, et les circonstances qui président à son origine.

L'antécédent obligé de l'herpès récidivant est une lésion vénérienne primitive. Les trois maladies vénériennes qui peuvent être le point de départ de l'herpès sont : le chancre syphilitique, le chancre mou ou chancrelle, la blennorrhagie ; la chancrelle est de beaucoup la plus fréquente.

C'est ordinairement quelques semaines après la guérison de l'accident vénérien qu'éclate la première poussée d'herpès et, quand elle succède à un chancre mou, c'est ordinairement au voisinage de la lésion disparue que se montre l'herpès.

Les éruptions qui succèdent à la première lui ressemblent en tout point ; l'intervalle ordinaire entre les accès est de deux mois environ. Néanmoins, les accès tendent à s'espacer de plus en plus à mesure qu'on s'éloigne du début de la maladie.

Une fois la maladie constituée, la susceptibilité locale acquise, les causes occasionnelles les plus diverses peuvent provoquer l'herpès ; tantôt un simple excès de table, un aliment particulier, une veille, une fatigue, un changement d'habitude et par dessus tout le coït, nous ajouterons plus particulièrement, avec des femmes différentes ; le coït avec la même femme semble avoir une heureuse influence sur l'herpès, tandis que les sujets prédisposés à l'herpès ne peuvent pour ainsi dire avoir de rapports avec une femme nouvelle sans s'exposer à voir apparaître une nouvelle poussée d'herpès. Il est entendu que dans ces cas, la femme, incriminée souvent par le malheureux herpétique, n'a aucune part dans la production de l'éruption et qu'on la trouve absolument saine.

On conçoit que cette odieuse petite maladie, si tenace et si incessante, retentisse fréquemment sur le moral de ceux qui en sont atteints. Au début, c'est la crainte renouvelée du chancre, plus tard c'est le désespoir d'un mal qui s'obstine à ne pas guérir, qui leur interdit dans une certaine mesure les rapports vénériens, et qui, dans l'exagération qu'ils s'en font, leur apparaît comme un obstacle au mariage, comme le témoignage d'un vice constitutionnel capable de se transmettre aux enfants, etc. Si l'on ajoute à cela que les sujets qui sont atteints d'herpès récidivant génital appartiennent justement à la catégorie des arthritiques, gens facilement enclins à l'inquiétude et aux troubles nerveux, on comprendra dans quel découragement et dans quelle tristesse ce petit accident peut plonger certains malades.

Ils assiègent le cabinet du médecin, courent de consultation en consultation, essaient de cent remèdes, deviennent la proie facile du charlatanisme ; d'autres, plus malheureux et de moindre résistance, tombent dans l'hypocondrie, se croient atteints de syphilis, s'anémient par la tristesse et les traitements qu'ils s'infligent et finissent par devenir de véritables mélancoliques.

Le traitement de l'herpès génital varie suivant que celui-ci est aigu ou récidivant.

PROPHYLAXIE
DES
MALADIES VÉNÉRIENNES

Nous n'avons pas l'intentention de traiter ici la question d'hygiène publique, ni d'examiner les mesures de police sanitaire destinées à combattre la propagation de la syphilis : plusieurs volumes de ce format n'y suffiraient pas. Nous nous bornerons donc à parler de la *prophylaxie individuelle,* c'est à dire des précautions à prendre pour éviter la syphilis et les autres maladies vénériennes.

En 1772, Guilbert de Préval, professeur à la Faculté de médecine de Paris, subit toute sorte d'humiliation pour s'être occupé de cette question ; il avait fait des expériences pour appuyer la proposition d'un remède qui préservât de la contagion vénérienne. Les dites expériences furent déclarées *scandaleuses,* et Guilbert fut chassé et rayé de la Faculté comme instigateur du libertinage.

Il paraît que le dix-huitième siècle a eu de la pudeur à ses heures : on conviendra toutefois que dans cette circonstance elle était singulièrement placée.

Les soins de propreté sont indispensables dans les deux sexes. Les lavages à grande eau, les solutions astringentes, employées en lotions, l'usage des corps gras, sont des moyens généraux reconnus comme d'excellents préservatifs.

On a autrefois vanté l'enveloppe membraneuse inventée au milieu du siècle dernier par le chirurgien anglais *Condom* qui y a attaché son nom, et qui en recueillit tant de honte qu'il fut forcé de s'expatrier et de changer de nom. Cette enveloppe définie par une femme célèbre : *cuirasse contre le plaisir, toile d'araignée contre le danger*, n'est, suivant Ricord, qu'un mauvais parapluie que la tempête peut crever ou déplacer, et qui, quoi qu'il arrive, garantit mal de l'orage, et n'empêche pas les pieds de se souiller. En effet, ce tissu fragile n'offre point de sécurité, sans compter le dégoût que cause son emploi.

Il faut bien qu'on le sache, les causes capables d'engendrer les maladies vénériennes viennent de partout : il n'est pas de contact qui n'expose à en subir l'atteinte. On dit quelquefois que la plus jolie fille du monde ne peut donner que ce qu'elle a, c'est une erreur : beaucoup de femmes peuvent donner la blennorrhagie qu'elles n'ont pas, et, par la propreté, on éviterait facilement ce désagrément.

Nous n'avons pas la prétention, comme nous l'avons déjà dit, d'indiquer tous les préservatifs, nous ne parlerons que des moyens suffisants, usuels, praticables facilement en toute circonstance, et que chacun peut avoir à sa disposition.

Après avoir averti nos lecteurs qu'aucun de ces moyens n'est *infaillible*, nous adopterons la division tracée par un syphilographe contemporain dont la science fait autorité à l'époque actuelle. Nous donnerons donc d'abord nos conseils à ceux qui risquent de donner, puis à ceux qui risquent de prendre.

1° A ceux qui peuvent donner

Quelquefois vous êtes porteur d'une blennorrhée susceptible d'être transmise, et vous êtes forcé de vous conduire comme si vous étiez bien portant. C'est le cas, notamment, des fiancés, des époux, qui se croient guéris ou que la passion a entraînés à compromettre leur santé en une minute, et que le jour de la cérémonie ou le retour subit du conjoint, obligent, dans l'intérêt commun, à ne rien laisser soupçonner.

Dans une circonstance pareille, il faut nettoyer le vagin et l'urètre avant l'acte, et même avant chaque répétition de l'acte, immédiatement avant, si c'est possible.

Pour le vagin, il suffit d'une injection à grande eau au moyen d'un irrigateur, eau vinaigrée ou eau simple.

Pour l'urètre, il n'y a pas de meilleur détersif que l'urine ; mais ne pincez pas le bout de la verge entre deux doigts. Mettez un doigt devant l'orifice, puis *poussez l'urine* avec force, tout en l'empêchant avec le doigt de sortir : au bout de quelques secondes, lâchez tout. C'est peut être moins commode que de pincer l'extrémité de la verge entre deux doigts, mais ce procédé donne plus de garanties de lavage complet. L'urètre est ainsi balayé de fond en comble.

Il va sans dire que ce moyen est applicable aux deux sexes.

Si l'on est porteur d'un chancre mou, on versera par trois fois, à cinq minutes d'intervalle, quelques gouttes de collodion sur l'ulcère qui se trouvera ainsi revêtu d'une triple cuirasse protectrice, imperméable et flexible ; il suffira alors d'huiler l'organe quelques instants avant l'acte, pour que cet enduit résiste avec succès aux frottements.

M. Diday nous enseigne que la femme a à sa disposition une manœuvre qui donne un supplément de sécurité. « D'un doigt, dit-il, elle peut tenir couverte la région malade ; de deux, elle peut diriger les choses de façon à faire éviter tout contact de l'organe contagionable avec les endroits dangereux. »

Quand on est porteur de lésions syphilitiques, quels que soient leur gravité et le lieu où elles se trouvent situées, il faut s'abstenir. Ces lésions peuvent être ignorées par suite de l'indolence dont elles jouissent généralement. Un simple érythème du gosier, du prépuce, de la vulve, est l'agent qui sert à transmettre la contagion. Qu'on se défie même de la cautérisation des lésions découvertes par soi-même. Si cependant vous devez à toute force vous exécuter dans un délai très rapproché, faites-vous examiner, cinq ou six heures avant, par votre médecin qui explorera alors complètement, et qui touchera et retouchera avec un caustique énergique tout ce qui lui semblera suspect.

2° A ceux qui peuvent prendre

Ces précautions s'adressent à tout le monde ; ce sont les suivantes :

Laisser d'avance s'accumuler la matière sébacée, qui est un enduit protecteur : sinon, s'enduire d'un corps gras.

Explorer son conjoint, minutieusement et localement, si c'est possible ; au moins jeter un coup d'œil sur les régions où la syphilis laisse des traces, aux commissures des lèvres, à la paume des mains, remarquer l'état des cheveux et des ongles : « En feignant de badiner, recommande M. Diday, tâter les ganglions sous-occipitaux, et exclure tout sujet chez qui ils paraîtront engorgés. »

Pendant l'acte, ni retards, ni suspensions volontaires, ne pas l'accomplir en état d'ivresse, aller jusqu'au bout quand on a commencé, et s'abstenir de prouesses amoureuses ; on doit être sobre et égoïste en cette matière.

Après le coït, les soins de propreté sont encore davantage indispensables. Immergez la verge dans un bol rempli d'eau aux trois quarts, et dès que le besoin d'uriner se fait sentir, urinez selon les préceptes indiqués plus haut. Comme supplément de garantie, faites une injection de vin ou d'eau vinaigrée, que vous garderez *une minute.* Je souligne cet espace de temps, car je préviens que la minute paraîtra longue.

« Pour que cette injection serve et ne nuise pas, dit un syphilographe distingué, il y a deux règles à observer : n'introduire dans le canal que le contenu d'un quart de seringue et ne pas repousser le liquide d'avant en arrière ; fermer l'urètre, non en pinçant l'extrémité, mais en appliquant un doigt sur son orifice. »

Telles sont les principales précautions à prendre pour se préserver, *autant que possible*, de la contagion des maladies vénériennes. Nous disons *autant que possible*, car — qu'on ne l'oublie pas — aucun remède n'est infaillible. Il est évident, en outre, que, malgré ces préparatifs, on devra s'observer minutieusement pendant plusieurs jours, et s'adresser immédiatement aux spécialistes en cas d'écorchure ou d'érosion suspectes.

D'autres préservatifs que ceux indiqués dans ce chapitre ont été prônés tour à tour depuis trois cents ans ; mais si nous n'en avons pas parlé, c'est que, d'une part, leur efficacité n'a pas été confirmée par l'expérience, de l'autre, il est presque impossible de les avoir sous la main au moment où on en a besoin.

Citons en terminant l'aphorisme de l'école de Salerne sur les moyens préservatis de la vérole, traduit du latin en mauvais vers par un vieux docteur français :

Pourrais-tu cultiver un amour adultère,
Craignant de recevoir un dangereux présent ?
Ne t'écarte jamais des lois du sacrement,
Ou, pour être plus sûr, ne va pas à Cithère,
Ces moyens sont les seuls que suit l'homme prudent.
Si dans un lieu suspect tu veux avoir affaire,
Voici ce que je dois te conseiller de faire :
Prends soins de te láver d'eau pure auparavant.
Que ta suspecte amie en fasse tout autant ;
Et quand du gouffre impur la très prompte sortie
Peut avoir du virus préservé ta partie,
Lave-toi de nouveau, pisse dans le moment
Et tu te sauveras de tout écoulement.

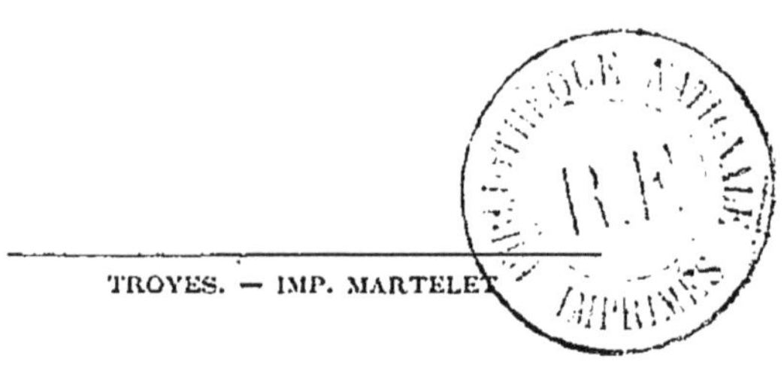

TROYES. — IMP. MARTELET

www.ingramcontent.com/pod-product-compliance
Ingram Content Group UK Ltd.
Pitfield, Milton Keynes, MK11 3LW, UK
UKHW020150200726
13856UKWH00003B/933